全国医药职业教育药学类专业特色教材

（供药学类、食品药品类及相关专业用）

药物制剂辅料与包装材料实训

主　编　邱妍川　刘　阳　刘应杰

主　审　杨宗发　蒋　猛

副主编　韦丽佳　江尚飞　马　潋

编　者　（以姓氏笔画为序）

马　潋（重庆医药高等专科学校）

王　双（重庆医药高等专科学校）

韦丽佳（重庆医药高等专科学校）

邓才彬（重庆医药高等专科学校）

刘　巧（重庆医药高等专科学校）

刘　阳（重庆医药高等专科学校）

刘艺萍（重庆医药高等专科学校）

刘应杰（重庆医药高等专科学校）

江尚飞（重庆医药高等专科学校）

巫映禾（重庆医药高等专科学校）

邱妍川（重庆医药高等专科学校）

何　静（重庆医药高等专科学校）

张天竹（重庆医药高等专科学校）

张慧梅（重庆医药高等专科学校）

林凤云（重庆医药高等专科学校）

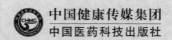

中国健康传媒集团

中国医药科技出版社

内容提要

　　本教材是配合医药职业教育药学类等专业核心课程药物制剂辅料与包装材料的实训教材。书中内容以药物剂型涉及的辅料、药品生产过程中使用的包装材料与设备为主线，重点介绍了液体制剂、无菌制剂、固体制剂、半固体制剂等生产制备过程，各种常见辅料品种的性质、特点与应用，以及包装设备的结构、操作与维护等。

　　本教材供高职高专药学类、食品药品类及相关专业师生用。

图书在版编目（CIP）数据

　　药物制剂辅料与包装材料实训 / 邱妍川，刘阳，刘应杰主编 . —北京：中国医药科技出版社，2018.9

　　全国医药职业教育药学类专业特色教材

　　ISBN 978-7-5214-0442-5

　　Ⅰ . ①药… 　Ⅱ . ①邱… ②刘… ③刘… 　Ⅲ . ①药剂－辅助材料－高等职业教育－教材②药品－包装材料－高等职业教育－教材 　Ⅳ . ①TQ460

　　中国版本图书馆CIP数据核字（2018）第211053号

美术编辑　陈君杞
版式设计　南博文化

出版　**中国健康传媒集团** ｜ 中国医药科技出版社
地址　北京市海淀区文慧园北路甲22号
邮编　100082
电话　发行：010-62227427　邮购：010-62236938
网址　www. cmstp. com
规格　787×1092mm $\frac{1}{16}$
印张　8 $\frac{1}{4}$
字数　131千字
版次　2018年9月第1版
印次　2018年9月第1次印刷
印刷　三河市双峰印刷装订有限公司
经销　全国各地新华书店
书号　ISBN 978-7-5214-0442-5
定价　**25.00元**

前　言

　　《药物制剂辅料与包装材料实训》是为满足高职高专药学类专业核心课程——药物制剂辅料与包装材料需要而编写。本实训教材重在实践与应用，培养学生药物制剂相关岗位职业能力，促进职业素养养成，充分体现了职业教育的特点，适用于高职高专药学类专业学生实训教学，同时也能满足开设药物制剂实训课程的辅助教学。

　　本实训教材以药物各种剂型涉及的辅料、药品生产过程中使用的包装材料与设备为主线，重点介绍液体制剂、无菌制剂、固体制剂、半固体制剂等生产制备过程，各种常见辅料品种的性质、特点与应用，以及包装设备的结构、操作与维护等。同时，为提升高职高专学生的适岗能力，还增加了辅料与包装的综合实训，有利于帮助学生牢固掌握药物制剂辅料与包装材料课程的相关知识点与技能点。

　　本教材在编写中突出"必需、够用"的原则，设置有"药用辅料实训""药品包装实训""综合实训"三个模块，并针对目前国内对制剂辅料与药品包装材料的相关要求，收集了"原料药、药用辅料及药包材与药品制剂共同审评审批管理办法"与"药品说明书和标签管理规定"附录资料，供学生学习参考，引导学生学做结合。

　　本教材由邱妍川、刘阳、刘应杰三位主编修改和统稿，杨宗发（重庆医药高等专科学校）、蒋猛（西南药业股份有限公司）主审。实训一、二由邱妍川、何静编写，实训三、四、十一、二十二由邱妍川编写，实训五、十四、十八、二十一由刘阳编写，实训六由邱妍川、刘巧编写，实训七由刘巧编写，实训八由林凤云编写，实训九由邱妍川、张天竹编写，实训十由邱妍川、邓才彬编写，实训十二由江尚飞编写，实训十三、十五由马潋编写，实训十六由刘艺萍编写，实训十七、二十由韦丽佳编写，实训十九由张慧梅编写，附录一由刘应杰编写，附录二由王双、巫映禾编写。

因编者水平所限，缺点错误在所难免，敬请批评指正，以利再版时改正和提高。

编　者

2018年6月

实训指导

药物制剂辅料与包装材料是药物制剂技术专业的一门核心课程，其实训课程占课程总学时的二分之一。实验教学过程中要求突出理论知识的应用与实际动手能力的培养，强调实用性与应用性，把掌握基本操作、基本技能放在首位，通过实验使学生掌握药用辅料的性质及基本应用、药品包装的特点，综合性地将药物制剂技术与辅料、包装结合起来，并通过实训操作，学生能熟悉实验中使用的常见衡器、量器及制剂与包装设备，具有一定的分析问题、解决问题和独立工作的能力。

实验实训时要求学生做到以下各项。

1. 实验实训前充分做好预习，明确本次实验实训的目的和操作要点。

2. 进入实验实训室必须穿好实验服，准备好实验实训仪器、药品，并保持实验实训室的整洁安静，以利于实训进行。

3. 严格遵守操作规程，特别是称取或量取药品，在拿取、称量、放回前应进行三次认真核对，以免发生差错。称量任何药品，在操作完毕后应立即盖好瓶塞，放回原处，凡已取出的药品不能任意倒回原瓶。

4. 要以严肃认真的科学态度进行操作，如实验失败时，先要找出失败的原因，考虑如何改正，再征求指导老师意见，是否重做。

5. 实验实训中要认真观察，联系所学理论，对实验实训中出现的问题进行分析讨论，如实记录实验结果，写好实验实训报告。

6. 严格遵守实验实训室的规章制度，包括报损制度、赔偿制度、清洁卫生制度、安全操作规则以及课堂纪律等。

7. 要重视制剂成品质量，实验实训成品须按规定检查，合格后，再由指导老师验收。

8. 注意节约，爱护公物，尽量避免破损。实验实训室的药品、器材、用具以及实验实训成品，一律不准擅自带出室外。

9. 实验实训结束后，须将所用器材洗涤、清洁，妥善安放保存。值日生负责实验室的清洁、卫生、安全检查工作，将水、电、门、窗关好，经指导老师允许后，方能离开实验室。

目 录

1

| 第一部分 |

药用辅料实训

实训一　表面活性剂的应用

一、实训目的

1. **掌握**　不同类型表面活性剂的性质与特点；表面活性剂在药物制剂中的应用。
2. **熟悉**　表面活性剂应用时的原则。

二、实训原理

能急剧降低表面张力的物质称为表面活性剂，表面活性剂分子系由亲水（极性）基团和亲油（非极性）基团两部分组成，分别处于分子的两端，具有两亲性。表面活性剂据其极性基团的解离性质不同可分为离子型表面活性剂和非离子型表面活性剂，离子型表面活性剂又可进一步分为阴离子型表面活性剂、阳离子型表面活性剂和两性离子表面活性剂。

表面活性剂应用广泛，可用作增溶剂、乳化剂、润湿剂、消毒剂、去污剂、起泡剂、消泡剂等（图1-1），表面活性剂应用原理及亲水亲油平衡值（hydrophile-lipophile balance，HLB）范围见表1-1。

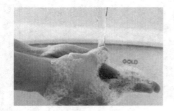 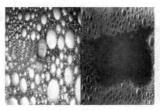 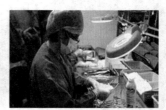

起泡剂与去污剂　　　　消泡剂（左为用前，右为用后）　　　　杀菌剂

图1-1　表面活性剂的常见应用

表1-1　表面活性剂应用原理及HLB范围

类型	原理	HLB范围	应用实例
增溶剂	胶束增溶	15~18	甲酚（媒酚）皂
乳化剂	液滴保护膜	3~8（W/O）	静脉用 Pluronic F68
		8~18（O/W）	

类型	原理	HLB范围	应用实例
润湿剂	气体膜消除	7~9	混悬剂的固体润湿
起泡剂	气体膜张力降低	12~18	皮肤、腔道、黏膜给药的剂型
消泡剂	泡沫液层表面取代	1~3	含皂苷中药材提取时消泡
去污剂	综合作用	13~16	钠肥皂、钾肥皂
消毒剂	蛋白质变性	阳离子和两性离子	苯扎溴铵

三、仪器与材料

1. **仪器** 乳钵、量筒、烧杯、电子天平等。

2. **材料** 炉甘石、硫黄、新洁尔灭、氢氧化钙、花生油、液状石蜡、西黄芪胶、软皂、吐温80等。

四、实训内容

（一）表面活性剂的润湿作用

【制剂处方】

处方1

$$炉甘石 \quad 0.5\ g$$

$$纯化水 \quad 50\ ml$$

处方2

$$沉降硫 \quad 0.5\ g$$

$$纯化水 \quad 50\ ml$$

【操作步骤】

1. 取两个小烧杯，加入50 ml水，分别加入炉甘石、硫黄各0.5 g，搅拌，观察实验现象。

2. 在上述硫黄溶液中加入几滴新洁尔灭，观察发生的变化。

【分析与讨论】

炉甘石为水不溶性亲水性药物、硫黄为疏水性药物，加水后在水中呈现的状态不同。

【思考题】

加入新洁尔灭后，有什么现象变化，为什么？

（二）表面活性剂的乳化作用

石灰搽剂的制备。

【制剂处方】

氢氧化钙溶液　　50 ml

花生油　　　　　50 ml

【操作步骤】

1. 取两种药物在乳钵中研磨，即得，观察制得的制剂。

2. 在上述乳剂中加入新洁尔灭 2 ml，研磨，观察加入后制剂的变化。

【作用与用途】

本品用于轻度烫伤，具有收敛、止痛、润滑、保护等作用。

【分析与讨论】

1. 本品为 W/O 型乳浊液。

2. 本品制备方法为新生皂法，乳化剂为氢氧化钙与花生油中所含的少量游离脂肪酸经皂化反应生成的钙皂。

3. 花生油可用其他植物油代替，用前应以干热灭菌法灭菌。氢氧化钙为饱和溶液。

【思考题】

1. 石灰搽剂用振摇法即能乳化，为什么？

2. 加入新洁尔灭后的现象变化，为什么出现了此种现象？

（三）表面活性剂的转相

液状石蜡乳的制备。

【制剂处方】

液状石蜡　　　　　5 ml

2.5%西黄芪胶浆　　5 ml

软皂　　　　　　　1 g

【操作步骤】

1. 取上述药物在乳钵中研磨，即得，观察制得的制剂。

2. 用亚甲蓝、苏丹Ⅲ染色，观察现象。

3. 上述乳剂中加入20%氯化钙溶液 2 ml，研磨，观察制剂变化。

4．用亚甲蓝、苏丹Ⅲ染色，与前面的现象对比。

【作用与用途】

本品为轻泻剂。用于治疗便秘，尤其适用于高血压、动脉瘤、痔、疝气及手术后便秘的病人，可以减轻排便的痛苦。

【分析与讨论】

1．本品为 O/W 型乳浊液。

2．软皂为一价皂，阴离子表面活性剂，作乳化剂。

3．亚甲蓝、苏丹Ⅲ分别为水溶性、油溶性染料。

【思考题】

加入氯化钙溶液后引起现象变化的原因？

（四）表面活性剂的昙点

【制剂处方】

吐温80　　　1 ml

纯化水　　　10 ml

【操作步骤】

取小烧杯，加水 10 ml，加入 1 ml 吐温 80，水浴加热至浑浊，放冷，记录下溶液刚刚变浑浊的温度。

【分析与讨论】

含聚氧乙烯基的非离子型表面活性剂，其水中溶解度随温度的升高而增大，但当达到某一温度后，聚氧乙烯基与水之间的氢键断裂，使溶解度急剧下降而析出，溶液出现浑浊，这种现象称为起昙或起浊。吐温80是含聚氧乙烯基的非离子型表面活性剂典型代表。

【思考题】

1．是否所有含聚氧乙烯基的非离子型表面活性剂都会发生起昙现象？

2．昙点有什么意义？

实训技能考核评价标准

测试项目	技能要求	分值
实训准备	着装整洁，卫生习惯好 实验内容、相关知识，正确选择所需的材料及设备	5
实训记录	正确、及时、真实记录实验的现象，不得存在虚假	10

续表

测试项目	技能要求	分值
实训操作	正确称量药物，实验前做好所用实验器具的清洗，事先准备废液杯 按照实验步骤正确进行实验操作及仪器使用，按时完成	10
	阳离子表面活性剂的应用 （1）取两个小烧杯，加入50 ml水，分别加入炉甘石、硫黄，搅拌 （2）硫黄溶液中加入新洁尔灭 （3）观察前后溶液中药物状态的变化	40
	表面活性剂的正确使用 （1）取两种药物在乳钵中研磨 （2）直至形成淡黄色乳浊液 （3）加入新洁尔灭，比较乳浊液前后变化	
	转相 （1）三种物质同时加入到乳钵中 （2）研匀得到乳白色乳剂 （3）用两种性质染料比色 （4）加入氯化钙溶液，研匀，再次比色 （5）比较前后变化	
	昙点 （1）搭建水浴装置 （2）加入吐温80，水浴加热 （3）记录溶液变浑浊温度	
清场	按要求清洁仪器设备、实验台，摆放好所用药品	10
实训报告	实验报告工整，项目齐全，结论准确，并能针对结果进行分析讨论，一定要讨论清楚原因	25
合计		100

（邱妍川　何　静）

实训二　高分子化合物的溶解

一、实训目的

1. **掌握**　高分子化合物的溶解过程与特点；利用不同聚合物在有机溶剂中的溶解特性来分离聚合物的方法；表面活性剂在药物制剂中的应用。
2. **熟悉**　表面活性剂应用时的原则。

二、实训原理

高分子是指分子量一般为 10^4~10^6 的一类化合物，是以共价键连接若干个重复单元所形成的以长链结构为基础的化合物，常称为高分子化合物或高聚物。高分子化合物的种类繁多，性质各不相同。

高分子化合物在溶液中的溶解过程缓慢，主要存在溶胀和溶解两个过程（图 2-1）。溶胀是指溶剂分子扩散进入分子内部，使其体积增大的现象。溶解是指溶胀的聚合物逐渐分散成真溶液的过程。高分子溶解过程表现出的溶胀性使得其能够在片剂中产生崩解作用。晶态聚合物由于分子间排列规整，堆砌紧密，分子间相互作用较强，

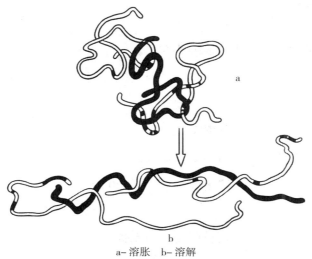

a- 溶胀　　b- 溶解

图2-1　高分子化合物溶解

溶解较难。相反对于非晶态聚合物，因为分子间堆砌松散，分子间作用力较弱，溶剂分子进入较易，容易产生溶胀和溶解。而交联聚合物，由于三维网状结构的存在，只能溶胀，不能溶解。

制备高分子溶液时要关注溶胀的方法，关键是确保材料在溶解时的分散，防止黏团。同时，高分子化合物的溶解度与分子量有关。一般分子量越大，溶解度越小；反之，溶解度越大。溶解时，溶剂选择有三个原则，即极性相似原则、溶度参数相近原则和溶剂化原则，常见高分子化合物的溶剂和非溶剂见表2-1。

表2-1　常见高分子化合物的溶剂与非溶剂

高分子化合物	溶剂	非溶剂
聚乙烯	对二甲苯、三氯苯	丙酮、乙醚
聚异丁烯	己烷、苯、四氧化碳、四氢呋喃	丙酮、甲醇、乙酸甲酯
聚氯乙烯	四氢呋喃、环己酮、甲酮、二甲基甲酰胺	甲醇、丙酮、庚烷
聚乙烯醇	水、二甲基甲酰胺、二甲亚砜	烃类、甲醇、丙酮、乙醚
羧甲基纤维素	水	甲醇

三、仪器与材料

1. **仪器**　乳钵、量筒、烧杯、电子天平等。

2. **材料**　羧甲基纤维素、西黄芪胶、盐酸丁卡因、盐酸肾上腺素、PVA-124、60%乙醇、丙二醇等。

四、实训内容

（一）两种方法配制2.5%西黄芪胶浆

【制剂处方】

处方1

西黄芪胶	0.5 g
乙醇	适量
纯化水	加至40 ml

处方2

西黄芪胶	0.5 g
纯化水	加至40 ml

【操作步骤】

1. 取干燥量杯，加入西黄芪胶，用适量乙醇润湿（约 2 ml），再分次加水，边加边搅，至 40 ml，搅匀即得。

2. 取小烧杯，加水 40 ml，将西黄芪胶粉撒在液面令其自然溶胀，搅匀。

【作用与用途】

可作助悬剂、增稠剂等。

【分析与讨论】

西黄芪胶未与溶剂混合时，先用乙醇润湿并充分分散，利于西黄芪胶快速溶解。

【思考题】

除了上述作用与用途，西黄芪胶浆在药物制剂制备中还有哪些其他应用？

（二）两种方法配制2.5%羧甲基纤维素胶浆

【制剂处方】

处方1

羧甲基纤维素（CMC）	1 g
纯化水	加至 40 ml

处方2

羧甲基纤维素（CMC）	1 g
甘油	适量
纯化水	加至 40 ml

【操作步骤】

1. 取小烧杯，加水 40 ml，将羧甲基纤维素粉撒在液面令其自然溶胀，搅匀。

2. 取干燥量杯，加入羧甲基纤维素，用适量甘油润湿，再加水，边加边搅，至 40 ml，搅匀即得。

【作用与用途】

可作助悬剂、成膜材料等。

【分析与讨论】

羧甲基纤维素未与溶剂混合时，先用甘油润湿并充分分散，利于羧甲基纤维素快速溶解。

【思考题】

除了上述作用与用途，羧甲基纤维素胶浆在药物制剂制备中还有哪些其他应用？

（三）成膜材料的溶解与应用

盐酸丁卡因涂膜剂的制备。

【制剂处方】

盐酸丁卡因	30 g
盐酸肾上腺素	10 ml
PVA-124	25 g
60%乙醇	650 ml
丙二醇	100 ml
纯化水	250 ml

【操作步骤】

1. PVA-124加水充分溶胀后加热，形成胶液。

2. 另取60%乙醇加入丙二醇后搅拌均匀，加入盐酸丁卡因和盐酸肾上腺素，搅拌溶解；加入PVA-124胶液，边加边搅，即得。

【作用与用途】

适合皮肤浅表层手术前麻醉，是整形美容手术的理想表面麻醉剂。

【分析与讨论】

1. 乙醇为溶媒，对制剂有防腐作用。

2. 丙二醇有保湿、透皮促进作用。

【思考题】

还有哪些高分子化合物可做涂膜剂成膜材料？

实训技能考核评价标准

测试项目	技能要求	分值
实训准备	着装整洁，卫生习惯好 实验内容、相关知识，正确选择所需的材料及设备	5
实训记录	正确、及时、真实记录实验的现象，不得存在虚假	10
实训操作	正确称量药物，实验前做好所用实验器具的清洗，事先准备废液杯 按照实验步骤正确进行实验操作及仪器使用，按时完成	10
	两种方法配制2.5%西黄芪胶浆	45

续表

测试项目	技能要求	分值
实训操作	（1）方法一：干燥量杯中加入西黄芪胶，用适量乙醇润湿，分次加水，边加边搅，搅匀即得 （2）方法二：小烧杯中加水，将西黄芪胶粉撒在液面自然溶胀，搅匀 （3）比较两种方法制备的成品质量及速度	45
	两种方法配制2.5%羧甲基纤维素胶浆 （1）方法一：小烧杯中加水，将羧甲基纤维素粉撒在液面自然溶胀，搅匀 （2）方法二：干燥量杯中加入羧甲基纤维素，用适量甘油润湿，分次加水，边加边搅，搅匀即得 （3）比较两种方法制备的成品质量及速度	
	成膜材料的溶解与应用 （1）成膜材料加水充分溶胀后加热，形成胶液 （2）乙醇与丙二醇混匀，加入两种主药，加入上述胶液混匀 （3）形成具有一定黏度的液体制剂	
清场	按要求清洁仪器设备、实验台，摆放好所用药品	10
实训报告	实验报告工整，项目齐全，结论准确，并能针对结果进行分析讨论，一定要讨论清楚原因	20
合计		100

（邱妍川　何　静）

实训三　增溶剂与助溶剂的应用

一、实训目的

1. **掌握**　液体药剂常用辅料中增溶剂与助溶剂的常见品种及作用。
2. **熟悉**　增溶剂、助溶剂的应用规则。

二、实训原理

　　某些难溶性药物可以通过制成可溶性盐、使用复合溶剂、引入亲水基团等方法来增加溶解度，也可在溶液中加入溶剂和药物以外的第三种物质来增加难溶性药物的溶解度。增溶剂和助溶剂就是常用来增加难溶性药物溶解度的第三种物质。具有增溶作用的表面活性剂称为增溶剂，非离子型表面活性剂是用途最广的增溶剂，可用于外用制剂、口服制剂和注射剂；在难溶性药物溶液中加入第三种物质，形成可溶性络合物、复盐或分子缔合物等，使药物在溶剂中溶解度大大增加，则加入的第三种物质为助溶剂。

　　增溶剂的用量可以通过增溶相图来确定，该图是增溶质、增溶剂和溶剂三者间因为组成百分比发生变化，引起体系相变的图解。通常非离子型增溶剂的增溶能力比离子型的强。在选用增溶剂时，必须注意其毒性、溶血性等不良作用。

　　助溶剂应无刺激性，无毒副作用，不降低药物的疗效和稳定性，较低浓度的助溶剂能使难溶性药物的溶解度大大提高。

三、仪器与材料

1. **仪器**　量筒、烧杯、电子天平、恒温水浴锅、紫外–可见分光光度仪等。
2. **材料**　吐温20、吐温40、吐温80、布洛芬原料药、茶碱、乙二胺、微孔滤膜等。

四、实训内容

（一）增溶剂对药物溶解的影响

1. 不同方式加入吐温80对药物溶解的影响

【操作步骤1】

（1）取纯化水50 ml置于100 ml小烧杯中，加入布洛芬原料药50 mg，反复搅拌，放置15分钟，观察并记录布洛芬的溶解情况。

（2）取纯化水50 ml置于100 ml小烧杯中，加入吐温80 3~4 ml，搅拌均匀后，加布洛芬原料药50 mg，反复搅拌，放置20分钟，观察并记录布洛芬的溶解情况，计算药物的溶解度。

（3）取纯化水50 ml置于100 ml小烧杯中，加入布洛芬原料药50 mg，混匀，加入吐温80 3~4 ml，反复搅拌，放置20分钟，观察并记录布洛芬的溶解情况。

（4）取布洛芬原料药50 mg加入到100 ml小烧杯中，加入吐温80 3~4 ml，混匀，加纯化水50 ml，反复搅拌，放置20分钟，观察并记录布洛芬的溶解情况。

2. 吐温的种类及温度对药物溶解的影响

【操作步骤2】

1. 取纯化水50 ml两份，分别置于100 ml小烧杯中，分别加入吐温20和吐温40 3~4 ml，搅拌均匀后，加布洛芬原料药50 mg，反复搅拌，放置20分钟，0.45 μm微孔滤膜过滤，取滤液0.5 ml以纯化水稀释并定容至100 ml，于波长222 nm（$E_{1cm}^{1\%}$，449）下测定吸收度（对照液为同量吐温，加水50 ml，取0.5 ml稀释并定容至100 ml），分别计算药物溶解度。

2. 取纯化水50 ml两份分别置于100 ml小烧杯中，各加入吐温80 3~4 ml，搅拌均匀后，分别加布洛芬原料药50 mg，分别于室温、55℃恒温搅拌约15分钟，0.45 μm微孔滤膜过滤，取滤液0.5 ml以纯化水稀释并定容100 ml，于波长222 nm（$E_{1cm}^{1\%}$，449）下测定吸收度，计算溶解度并与上面的结果进行对比。

【分析与讨论】

1. 加入吐温类表面活性剂后，样品搅拌放置一段时间的原因是利于药物充分进入胶团。

2. 布洛芬在水中溶解度极低，加入吐温类表面活性剂作增溶剂使用。

【思考题】

1. 为什么不同的加入顺序能影响药物的溶解情况？

2. 正确加入增溶剂的顺序应该是怎样的?

(二)助溶剂对药物溶解的影响

【操作步骤】

1. 称取茶碱三份,每份0.15 g。

2. 三份茶碱按不同的方式处理,如下。

第一份:放入烧杯中,加水20 ml,搅拌,观察现象。

第二份:放入烧杯中,加水19 ml,搅拌,滴加乙二胺1 ml,观察现象。

第三份:放入烧杯中,加同量乙二胺后,加水1 ml,搅拌,再加水至20 ml,观察现象。

【分析与讨论】

1. 茶碱与乙二胺可生成氨茶碱,使其在水中溶解度增大。

2. 三份茶碱处理时,加入附加剂顺序是否正确会影响实验结果。

【思考题】

1. 现象各自有什么不同,为什么?

2. 加入的附加剂中哪些是助溶剂?

3. 助溶剂作用机制是什么?

五、实训结果

(一)增溶剂对药物溶解的影响结果

1. 不同方式加入吐温80对药物溶解的影响结果

以不同方式加入吐温80对布洛芬溶解的影响结果填入表3-1。

表3-1 不同方式加入吐温80对布洛芬溶解的影响结果

药物	附加剂加入顺序	体系的外观状态	溶解度(药物 g/100 ml)
	无		0.008
布洛芬	水→吐温 80→药物		
	水→药物→吐温 80		
	药物→吐温 80→水		

2. 吐温的种类及温度对药物溶解的影响结果

不同吐温的种类及温度对布洛芬溶解的影响结果填入表3-2。

表3-2　不同吐温种类及温度对布洛芬溶解的影响结果

药物	附加剂	温度	体系的外观状态	溶解度（药物 g/100 ml）
布洛芬	吐温20	—		
	吐温40	—		
	吐温80	室温		
		55℃		

（二）助溶剂对药物溶解的影响结果

将助溶剂对药物溶解的影响结果填入表3-3。

表3-3　助溶剂对药物溶解的影响结果

药物	附加剂	现象
茶碱	无	
	乙二胺（后加）	
	乙二胺（先加）	

实训技能考核评价标准

测试项目	技能要求	分值
实训准备	着装整洁，卫生习惯好 实验内容、相关知识，正确选择所需的材料及设备	5
实训记录	正确、及时、真实记录实验的现象，不得存在虚假	10
实训操作	正确称量药物，实验前做好所用实验器具的清洗，事先准备废液杯 按照实验步骤正确进行实验操作及仪器使用，按时完成	10
	不同方式加入吐温80对药物溶解的影响 （1）方法一：纯化水中加入布洛芬，观察溶解情况 （2）方法二：纯化水中加入吐温80，加入布洛芬，观察溶解情况 （3）方法三：纯化水中加入吐温80，加入布洛芬，观察溶解情况 （4）方法四：取布洛芬，加入吐温80，加入纯化水，观察溶解情况 （5）几种方法加入药物顺序与用量是否正确 吐温的种类及温度对药物溶解的影响 （1）方法一：纯化水中加入吐温20，加入布洛芬，微孔滤膜过滤，稀释定容至100 ml，检测吸光度，计算溶解度 （2）方法二：纯化水中加入吐温40，加入布洛芬，微孔滤膜过滤，稀释定容至100 ml，检测吸光度，计算溶解度 （3）方法三：纯化水中加入吐温80，加入布洛芬，室温搅拌15分钟，微孔滤膜过滤，稀释定容至100 ml，检测吸光度，计算溶解度 （4）方法四：纯化水中加入吐温80，加入布洛芬，55℃恒温搅拌15分钟，微孔滤膜过滤，稀释定容至100 ml，检测吸光度，计算溶解度 （5）几种方法加入附加剂及药物顺序与用量是否正确；紫外-可见分光光度仪操作是否正确	45

续表

测试项目	技能要求	分值
实训操作	助溶剂对药物溶解的影响 （1）第一份：纯化水中加入茶碱，观察溶解情况 （2）第二份：纯化水中加入茶碱，加入乙二胺，观察溶解情况 （3）第三份：茶碱中加入乙二胺，加入纯化水，观察溶解情况 （4）几种方法加入药物及附加剂顺序与用量是否正确	45
清场	按要求清洁仪器设备、实验台，摆放好所用药品	10
实训报告	实验报告工整，项目齐全，计算正确，结论准确，并能针对结果进行分析讨论，一定要讨论清楚原因	20
合计		100

（邱妍川）

实训四 不同稳定剂对混悬剂稳定性的影响

一、实训目的

1. **掌握** 液体药剂常用辅料助悬剂、润湿剂、絮凝剂与反絮凝剂的常见品种及作用。
2. **熟悉** 助悬剂、润湿剂、絮凝剂与反絮凝剂的应用规则。

二、实训原理

混悬剂的稳定剂包括助悬剂、润湿剂、絮凝剂与反絮凝剂等。

助悬剂能增加分散介质的黏度以降低微粒的沉降速度或增加微粒的亲水性，形成保护膜，使混悬剂稳定。助悬剂多为高分子亲水胶体物质，通过增加分散介质黏度和吸附于微粒表面形成保护屏障，来防止或减少微粒间的吸引或絮凝，保持微粒均匀的分散状态。助悬剂一般选择具有塑性或假塑性，兼具有触变性的最为理想。通常塑性助悬剂黏度低，常用于临用混悬剂的制备；假塑性助悬剂黏度高，适宜用于长时间贮存的混悬剂。助悬剂可根据药物性质进行选择，若药物相对密度小，可用低分子助悬剂，如甘油、糖浆等；若相对密度大，可用黏性强的助悬剂，如西黄蓍胶。同时，疏水性药物可多加助悬剂，亲水性药物可少加助悬剂。

润湿剂能使混悬剂中有较好的固-液二相结合状态。常用Tween类、Span类、Poloxamer等表面活性剂。

絮凝剂和反絮凝剂能使微粒间的斥力和引力保持一定的平衡，形成疏松的絮状沉淀，其沉降体积大，不结块，重分散性好。某些有临床特殊要求的混悬剂，其混悬粒子应细腻无絮凝，以免影响诊断的准确性，为此可加电解质减少絮凝，称为反絮凝。此类物质一般为电解质。

助悬剂常与润湿剂、絮凝剂与反絮凝剂配合使用，满足混悬剂分散均匀不下沉、流动性好、易于倾倒、涂抹和注射，或者虽下沉，但易于再分散的全面质量要求。

三、仪器与材料

1. **仪器** 具塞量筒、乳钵、烧杯、电子天平、恒温水浴锅、100目筛等。

2. **材料** 炉甘石、氧化锌、甘油、羧甲基纤维素钠、枸橼酸钠、聚山梨酯80（吐温80）、三氯化铝、沉降硫黄、乙醇、软皂等。

四、实训内容

（一）不同稳定剂对炉甘石洗剂稳定性的影响

【制剂处方】

炉甘石洗剂不同处方见表4-1。

表4-1 炉甘石洗剂不同处方

处方组成 \ 处方号	I	II	III	IV	V
炉甘石（g）	3.0	3.0	3.0	3.0	3.0
氧化锌（g）	1.5	1.5	1.5	1.5	1.5
甘油（g）	1.5	1.5	1.5	1.5	1.5
羧甲基纤维素钠（g）	0.15				
枸橼酸钠（g）		0.15			
聚山梨酯80（g）			0.6		
三氯化铝（g）				0.1	
纯化水加至（ml）	30	30	30	30	30

【操作步骤】

1. **制备稳定剂**

（1）称取羧甲基纤维素钠0.15 g，加20 ml纯化水，加热溶解而成胶浆。

（2）称取聚山梨酯80 0.6 g，加6 ml纯化水，配成100 g/L的水溶液备用。

（3）称取枸橼酸钠0.15 g，加纯化水10 ml溶解，备用。

（4）称取三氯化铝0.1 g，加纯化水10 ml溶解，备用。

2. **制备混悬剂** 上述五个处方，均采用加液研磨法制备。称取过100目筛的炉甘石、氧化锌置乳钵中，加甘油研磨至糊状后，再加入处方中的稳定剂，研磨均匀，用适量纯化水稀释后转入同样大小的具塞刻度试管中，最后加水至全量，依次配好后，塞住管口，同时振摇，并振摇5分钟，放在试管架上静置，分别记录下5分钟、10分钟、30分钟、60分钟、120分钟后的沉降体积比F（F=H/H$_0$，H$_0$为沉降物初始高度，H为t时刻沉降物高度）。并以H/H$_0$为纵坐标，时间为横坐标，作各处方的沉降曲线图。通过实验结果，比较各种稳定剂的助悬性能。

【分析与讨论】

1. 混悬剂在沉降前原始高度为H$_0$，放置一定时间后沉降物的高度为H，沉降体积比即为，$F=\dfrac{H}{H_0}$值在0~1之间，F值愈大，则混悬剂愈稳定。

2. 炉甘石洗剂为混悬剂，如配制方法不当或选用的稳定剂不适宜，就不易保持混悬状态，且涂用时有沙砾感。长期贮存时，沉淀的颗粒易聚结，振摇也难于分散。

【思考题】

1. 混悬剂的稳定性与哪些因素有关？

2. 比较炉甘石洗剂五个处方稳定性的优劣。

3. 炉甘石洗剂处方中加入的不同稳定剂各起什么作用？

（二）不同稳定剂对疏水性药物硫黄洗剂稳定性的影响

【制剂处方】

硫黄洗剂不同处方见表4-2。

表4-2　硫黄洗剂不同处方

处方组成 ＼ 处方号	I	II	III	IV
沉降硫黄（g）	0.2	0.2	0.2	0.2
乙醇（ml）	2.0			
甘油（ml）		1.0		
软皂（g）			0.02	
聚山梨酯80（g）				0.03
纯化水加至（ml）	10	10	10	10

【操作步骤】

称取沉降硫黄置于干燥乳钵中，各处方分别按照加液研磨法依次加入少量纯化水、乙醇、甘油、软皂或聚山梨酯80（加少量纯化水）研磨，再向各处方中缓缓加入纯化水至全量。振摇5分钟，静置，观察硫黄微粒的混悬状态，比较不同稳定剂的作用。

【分析与讨论】

软皂即为钾皂，为阴离子表面活性剂，在处方中可作润湿剂使用。

【思考题】

1. 比较硫黄混悬液四个处方稳定性的优劣。

2. 甘油、软皂与聚山梨酯80均可作润湿剂，其各自有什么特点？哪个润湿效果最佳？其还可以做哪些附加剂使用？

五、实训结果

（一）不同稳定剂对炉甘石洗剂稳定性的影响结果

炉甘石洗剂的质量检查结果见表4-3。

表4-3　炉甘石洗剂的质量检查结果

处方 时间（min）	I		II		III		IV		V	
	H	H/H_0	H	H/H_0	H	H/H_0	H	H/H_0	H	H/H_0
5										
10										
30										
60										
120										

（二）不同稳定剂对疏水性药物硫黄洗剂稳定性的影响

记录硫黄洗剂各处方的混悬情况，讨论不同润湿剂的稳定作用。

实训技能考核评价标准

测试项目	技能要求	分值
实训准备	着装整洁，卫生习惯好 实验内容、相关知识，正确选择所需的材料及设备	5
实训记录	正确、及时、真实记录实验的现象，不得存在虚假	10
实训操作	正确称量药物，实验前做好所用实验器具的清洗，事先准备废液杯 按照实验步骤正确进行实验操作及仪器使用，按时完成	10

续表

测试项目	技能要求	分值
实训操作	不同稳定剂对炉甘石洗剂稳定性的影响 （1）五个处方除了加入的稳定剂不同，其他操作应完全相同 （2）正确记录沉降物初始高度 （3）正确记录各时间点沉降物高度 （4）正确计算沉降体积比与绘制沉降曲线图 不同稳定剂对疏水性药物硫黄混悬液稳定性的影响 （1）四个处方除了加入的稳定剂不同，其他操作应完全相同 （2）未加入其他附加剂之前，沉降硫黄应置于干燥乳钵中 （3）正确记录混悬结果	45
清场	按要求清洁仪器设备、实验台，摆放好所用药品	10
实训报告	实验报告工整，项目齐全，结论准确，并能针对结果进行分析讨论，一定要讨论清楚原因	20
合计		100

（邱妍川）

实训五　混合乳化剂乳化作用比较

一、实训目的

1. **掌握**　混合乳化剂在药剂中的应用。
2. **熟悉**　根据药物制剂配制的要求选择合适的混合乳化剂。

二、实训原理

乳剂（或称乳浊液）是由不溶性液体药物以小液滴分散在分散介质中形成的不均匀分散体系。乳剂有 O/W（水包油）型、W/O（油包水）型及 W/O/W（水/油/水）型或 O/W/O（油/水/油）型复乳。乳剂按乳滴大小又可分为普通乳、亚微乳、微乳等。

乳剂是由两种互不相溶的液体（通常为水和油）组成的非均相分散体系。制备时常需在乳化剂帮助下，通过外力做功，使其中一种液体以小液滴的形式分散在另一种液体之中，形成水包油（O/W）型或油包水（W/O）型等类型乳剂。乳剂的分散相液滴直径一般为 0.1~100 μm，由于表面积大，表面自由能大，因而具有热力学不稳定性，为此，常加入乳化剂才能使其稳定。

乳化剂通常为表面活性剂，其分子中的亲水基团和亲油基团所起作用的相对强弱可以用 HLB 值来表示。HLB 值高者，亲水基团的作用较强，即亲水性较强，反之则亲油性较强。另外各种油被乳化生成某种类型乳剂所要求的 HLB 值并不相同，只有当乳化剂的 HLB 值适当被乳化油的要求，生成的乳剂才稳定。然而单一乳化剂的 HLB 不一定恰好与被乳化油的要求相适应，所以常常将两种不同 HLB 值的乳化剂混合使用，以获得最适宜 HLB 值。混合乳化剂的 HLB 值为各个乳化剂 HLB 值的加权平均值，其计算公式如下：

$$HLB_{AB} = \frac{HLB_A \cdot m_A + HLB_B \cdot m_B}{m_A + m_B}$$

本实验采用乳化法测定鱼肝油被乳化所需的 HLB 值。该法是将两种已知 HLB 值的乳化剂，按上述计算公式以不同重量比例配合，制成具一系列 HLB 值的混合乳化剂，然后分别与油相制成一系列乳剂，在室温或加速试验（如离心泵）条件下，观察分散液滴的分散度、均匀度或乳析速度。将稳定性最佳乳剂所用乳化剂的 HLB 值定为油相所需 HLB 值。在药剂制备中，常用乳化剂的 HLB 值一般在 3~16 范围，其中 HLB 值为 3~8 的是 O/W 型乳化剂。

三、仪器与材料

1. **仪器**　具塞刻度试管、滴管等。
2. **材料**　鱼肝油、司盘 80、吐温 80、纯化水等。

四、实训内容

乳化鱼肝油所需 HLB 值的测定。

【制剂处方】

鱼肝油	5 ml
混合乳化剂	0.5 g
纯化水	加至 10 ml

【操作步骤】

1. 用司盘 80（HLB 值为 4.3）及吐温 80（HLB 值为 16.0）配成 6 种混合乳化剂各 5 g，其 HLB 值分别为 4.3、6.5、7.5、9.5、12.0、14.0。计算各单个乳化剂的用量（g），填入表 5-1。

表 5-1　混合乳化剂组成

名称	混合乳化剂组成					
HLB 值	4.3	6.5	7.5	9.5	12.0	14.0
司盘 80（g）	6.0	4.4	3.5	2.6	1.4	0.5
吐温 80（g）	0.0	0.6	1.5	2.4	3.6	4.5

2. 取 6 支具塞刻度试管，各加入鱼肝油 5 g，再分别加入上述不同 HLB 值的混合乳化剂各 0.5 g，然后加蒸馏水至 10 ml，加塞，在手中振摇 1 分钟，即成乳剂。经放置 5 分钟、10 分钟、20 分钟、30 分钟后，分别观察并记录各乳剂分层后上层的体积（ml）。

3. 根据分层体积，得出乳化效果最好的 HLB 值及混合乳化剂组成比例，判断所制的乳剂的类型。

【分析与讨论】

鱼肝油是油脂性药物，有鱼腥味，需要做成O/W型乳剂掩盖味道，选用O/W型乳化剂。吐温80是O/W型乳化剂，司盘80却是W/O型乳化剂，混合后组成的乳化剂类型依赖于各自提供的比例。

【思考题】

加入不同的混合乳化剂后，振摇形成乳剂时，形成快慢有无区别，为什么？

实训技能考核评价标准

测试项目	技能要求	分值
实训准备	着装整洁，卫生习惯好 实验内容、相关知识，正确选择所需的材料及设备	5
实训记录	正确、及时、真实记录实验的现象，不得存在虚假	10
实训操作	正确称量药物，实验前做好所用实验器具的清洗，事先准备废液杯 按照实验步骤正确进行实验操作及仪器使用，按时完成	10
实训操作	乳化鱼肝油所需HLB值的测定 （1）根据HLB值设定为4.3、6.5、7.5、9.5、12.0、14.0，计算各单个乳化剂的用量（g），填入表5-1 （2）5支等量鱼肝油试管分别加入不同HLB值的混合乳化剂，加水振摇乳化，制成乳剂 （3）放置不同时间，观察记录分层的上层体积 （4）正确判断乳化效果最好的混合乳化剂HLB值	40
清场	按要求清洁仪器设备、实验台，摆放好所用药品	10
实训报告	实验报告工整，项目齐全，结论准确，并能针对结果进行分析讨论，一定要讨论清楚原因	25
合计		100

（刘　阳）

实训六 防腐剂的防腐作用观察

一、实训目的

1. **掌握** 防腐剂的常见品种及作用。
2. **熟悉** 防腐剂的应用原则。

二、实训原理

液体药剂易被微生物所污染，尤其是含有营养性物质如糖类、蛋白质等的水性液体药剂，更容易引起微生物的滋长和繁殖。抗生素和一些化学合成的消毒防腐药的液体药剂，有时也会染菌生霉。这是因为各种抗菌药物对本身抗菌谱以外的微生物不起抑菌作用所致。液体药剂一旦染菌长霉，会严重影响药剂质量而危害人体健康，不能再供临床应用。《中国药典》现行版对液体药剂的染菌数限量要求和检查方法均有明确规定。为使液体药剂达到药品卫生学标准，必须采取有力的防腐措施，一般采取下列措施，如防止污染、灭菌和添加防腐剂。

防腐剂是指能抑制微生物生长繁殖的化学物品。一般把用于各类液体制剂和半固体制剂的称为防腐剂，把用于注射剂和滴眼液的称为抑菌剂。优良的防腐剂应满足以下要求：①一定的溶解性，能达到有效的防腐、抑菌浓度；②抑菌力强，抑菌谱广；③在抑菌浓度范围内无毒、无刺激性、内服无异味；④理化性质稳定，不易受热和pH影响；⑤长期贮藏稳定，不与制剂中的其他成分及包装材料发生化学反应。

在药物制剂生产过程中，应严格控制防腐剂的应用范围和用量。在能使用其他方法保证制剂无菌或卫生要求时，不用或少用防腐剂；有时，为了达到扩大抗菌谱、提高作用强度等目的，可采用两种或两种以上的复合防腐剂；同时，选择防腐剂时应考虑制剂中药物或其他辅料与防腐剂之间的相互作用。

三、仪器与材料

1. **仪器** 量筒、培养皿等。
2. **材料** 单糖浆、羟苯乙酯醇溶液等。

四、实训内容

防腐剂对单糖浆稀释液稳定剂的影响。

【操作步骤】

1. 含防腐剂与不含防腐剂单糖浆稀释液的配制。

（1）量取单糖浆25 ml，加纯化水稀释至50 ml，搅匀，分成甲、乙两份，各25 ml，测定其pH值。

（2）在甲液中加入纯化水中1.0 ml，乙液中加入羟苯乙酯醇溶液1.0 ml（每毫升中含羟苯乙酯30 mg），混匀。

2. 取经灭菌的培养瓶2个，取10 ml乙液加入其中一个培养皿并置空气中暴露半小时，另取10 ml乙液加入另一个培养皿中，注意无菌；另取经灭菌的培养皿2个，将甲液加入培养皿中，同法制备。将四个培养皿做好标记，分别于25~28℃培养7日后观察结果。

3. 观察4个培养皿中的细菌量，拍照记录结果。

【分析与讨论】

1. 单糖浆为高渗溶液，由于高渗防腐作用，可不加入防腐剂。

2. 稀释后的单糖浆由于浓度降低，达不到高渗状态，且含营养物质糖，利于微生物生长、繁殖。羟苯乙酯醇系优良的防腐剂，pH值在5~7范围内，抑菌有效浓度为0.06%，对霉菌、酵母菌与细菌有广泛的抗菌作用。

【思考题】

常用的防腐剂有哪些？各自的适用范围是怎样的？

实训技能考核评价标准

测试项目	技能要求	分值
实训准备	着装整洁，卫生习惯好 实验内容、相关知识，正确选择所需的材料及设备	5
实训记录	正确、及时、真实记录实验的现象，不得存在虚假	10

续表

测试项目	技能要求	分值
实训操作	正确称量药物，实验前做好所用实验器具的清洗，事先准备废液杯 按照实验步骤正确进行实验操作及仪器使用，按时完成	10
	防腐剂对单糖浆稀释液稳定剂的影响 （1）稀释单糖浆，分成甲、乙两份，测定其pH值 （2）在甲液中加入纯化水的量与在乙液中加入羟苯乙酯醇溶液的量相等 （3）甲液、乙液的操作应同步	45
清场	按要求清洁仪器设备、实验台，摆放好所用药品	10
实训报告	实验报告工整，项目齐全，计算正确，结论准确，并能针对结果进行分析讨论，一定要讨论清楚原因	20
合计		100

（邱妍川　刘　巧）

实训七　增溶三元相图的绘制

一、实训目的

掌握　绘制增溶三元相图的意义及原理；增溶相图绘制的方法和应用。

二、实训原理

一些难溶性药物需配置成特定浓度的水溶液时，可添加增溶剂促进药物的溶解制成符合治疗所需浓度的液体制剂。例如：假性近视眼眼药水中含有薄荷油，难溶于水，很难得到澄清的液体，故需要添加足够的增溶剂，但有时如果澄清溶液再加水就又会析出油而使溶液变得浑浊。但如果增溶剂配合得当，可以使溶液即使加水稀释也保持澄清，那么增溶剂用量的确定在临床上便有了重要的意义。这一问题可以通过增溶相图的绘制来解决。

以薄荷油-吐温20-水三元相图为例，一定量的薄荷油要配置成澄清水溶液，直接加入水中，因其在水中的溶解度小，溶液呈浑浊状态，但是加入一定量增溶剂如吐温20搅拌，溶液可变澄清。此时油、吐温20、水三者的成分可以用如图7-1所示的等边三角形表示。设溶液处于E点，由E点分别作平行于三角形各边的平行线可以得到。此时溶液中包含40%吐温、30%油和30%水。

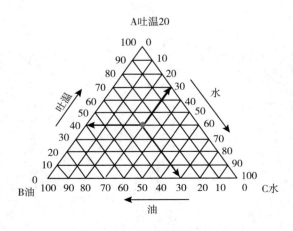

图7-1　三元相图表示法

图7-2为某一薄荷油-吐温-水的三元相图，其中包含增溶曲线，可以看到曲线所包围Ⅱ、Ⅳ区域为多相区，Ⅰ、Ⅲ区域为单相区。可以看到a、b两点，现在均处于单相区，为澄清溶液。向两溶液中加水稀释，可以看到a、b溶液加水稀释，体系中三种组分的百分比向C点移动，a溶液加水稀释组分百分百沿ac移动，一直处于单相区，而b溶液则沿bc移动，会与增溶曲线相交，经历澄清（Ⅰ）-浑浊（Ⅱ）-澄清（Ⅲ）-浑浊（Ⅳ）的现象，最后一直保持浑浊。

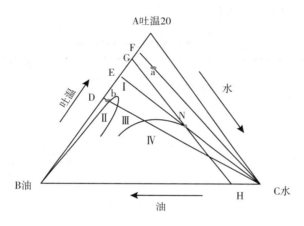

图7-2　薄荷油的增溶相图

因此，可以通过绘制增溶三元相图在相图中找到配制一定浓度，经无限稀释一直保持澄清溶液的增溶剂的用量。通过相图C点做曲线的切线CE，与曲线相交于N点，凡CE右上方单相区任意组分的溶液均经无限稀释而保持澄清。过N点做平行于AC的直线，与BC相交于H点，可以读出油的组分，此时即为要形成可无限稀释的澄清溶液的油的最高组分。

三、仪器与材料

1. **仪器**　天平、烧杯、玻璃棒、滴管等。
2. **材料**　薄荷油、吐温20等。

四、实训内容

薄荷油-吐温20-水增溶三元相图的绘制。

【操作步骤】

取25 ml烧杯及玻璃棒，在天平上称量，按表7-1称取一定量吐温20，再小心称量相应量薄荷油（用天平称量并记录），搅匀，此时为澄清溶液，向溶液中滴加蒸馏水，每加一滴便搅匀，方可继续滴加蒸馏水，直到溶液由澄清变得浑浊，称重，记录加入蒸馏水的重量W1。继续向此浑浊溶液中滴加蒸馏水，此时浑浊程度会变大，但也可能变为澄清溶液，记录下刚变澄清时加入蒸馏水的重量W2（W2包括W1在内），再继续滴加蒸馏水，待溶液又变浑浊时记录加入蒸馏水的重量W3。如果不再澄清就停止加水。将实验数据及计算出的各组分的百分比填入表7-1中；根据表7-1的数据绘制出薄荷油-吐温20-水的增溶三元相图。

表7-1　称重记录及各组分百分比记录

杯号	吐温20 (g)	薄荷油 (g)	水（g） W1 W2 W3	水（%）			油（%）			吐温20		
				1	2	3	1	2	3	1	2	3
1	0.5	4.5										
2	0.8	4.2										
3	2.1	2.9										
4	2.4	2.6										
5	3	2										
6	3.3	1.7										
7	3.6	1.4										
8	3.7	1.3										
9	3.8	1.2										
10	4.0	1										

【分析与讨论】

1. 薄荷油为挥发油，水中溶解度低。

2. 吐温20作为增溶剂，应先与薄荷油混合再加入溶剂水，利于充分发挥增溶剂的作用。

【思考题】

1. 绘制增溶三元相图的意义是什么？

2. 根据所绘制的相图回答问题

（1）薄荷油和吐温20在什么比例范围内可无限稀释？

（2）配置5%薄荷油澄清溶液至少需要多少吐温20？

实训技能考核评价标准

测试项目	技能要求	分值
实训准备	着装整洁，卫生习惯好 实验内容、相关知识，正确选择所需的材料及设备	5
实训记录	正确、及时、真实记录实验的现象，不得存在虚假	10
实训操作	操作 （1）准确称量吐温和薄荷油的量 （2）加蒸馏水稀释时需每加一次便搅拌均匀 （3）准确判断溶液单相、多相变化的点 （4）及时准确记录每个变化点加水的质量	30
	数据的处理 （1）真实记录并算出变化点各组分的百分比 （2）根据数据准确绘制出增溶三元相图 （3）能从绘制的增溶三元相图上提取信息，以正确回答思考题	25
清场	按要求清洁仪器设备、实验台，摆放好所用药品	10
实训报告	实验报告工整，项目齐全，计算正确，结论准确，并能针对结果进行分析讨论，一定要讨论清楚原因	20
合计		100

（刘　巧）

实训八 抗氧化剂与抗氧增效剂对药物稳定性的影响

一、实训目的

1. **掌握** 抗氧化剂的常见品种。
2. **熟悉** 易氧化药物的稳定化方法。
3. **了解** 抗氧化剂及金属离子络合剂的抗氧化作用。

二、实训原理

药物制剂的基本要求是安全、有效、稳定。药物制剂稳定性系指药品在体外的稳定性，即药品从生产、贮存、运输直至临床应用的整个过程中，保持其物理、化学、生物学的稳定性，并保持其疗效和用药的安全性。

药物的氧化反应是引起药物降解变质的主要因素之一。大多数药物的氧化降解是含有自由基的自氧化过程，在这一过程中仅需少量的氧就能引起反应。空气中的含氧量大，药物无需其他氧化剂的参与，室温就能发生自氧化反应。自氧化反应可被微量金属离子或过氧化物催化，光和热也能加速反应进行。分子结构中具有酚羟基或潜在酚羟基的药物，如维生素C、肾上腺素、吗啡等，只要有少量的氧存在，就可能发生自氧化反应。药物氧化后不仅降低有效成分含量，还可能出现变色或沉淀现象，甚至产生有毒物质影响制剂的质量。

为延缓或防止药物氧化，可在制剂制备过程中加入抗氧化剂。抗氧化剂是一类能够有效阻止或延缓药物自动氧化的物质，是药物制剂辅料的一个重要组成部分，主要用于防止制剂中药物的氧化变质，以及由氧化所导致的变色、产生沉淀等不稳定性现象。常用的抗氧化剂见表8-1。

表8-1 常用的抗氧化剂

名称	应用范围	使用注意事项
亚硫酸钠	注射剂中常用浓度为0.1%~0.2%，主要用于偏碱性药液	与酸性药物、盐酸硫胺等有配伍禁忌；不宜与氧化剂、强酸接触

名称	应用范围	使用注意事项
亚硫酸氢钠	注射剂中常用浓度为0.1%~0.2%，主要用于偏酸性药液	与碱性药物、钙盐、对羟基衍生物如肾上腺素等有配伍禁忌；不宜与氧化剂、强酸类药物接触
焦亚硫酸钠	注射剂中常用浓度为0.1%~0.2%，主要用于偏酸性药液	与氧化物有配伍禁忌
硫代硫酸钠	注射剂中常用浓度为0.1%，主要用于偏碱性药液	与强酸、重金属盐类有配伍禁忌
维生素C	注射剂中常用浓度为0.02%~0.5%，主要用于偏酸性药液	与具有较强氧化性的药物、碱性药物有配伍禁忌
焦性没食子酸	注射剂中常用浓度为0.05%~0.1%，主要用于油性药液	对皮肤、眼睛、黏膜有强烈的刺激作用。吸入、皮肤接触及吞食有害，可以使皮肤中黑色素沉积
叔丁基对羟基茴香醚（BHA）	主要用于脂溶性药物的抗氧剂	与氧化铁、铁盐有配伍禁忌
2，6–二叔丁基化羟基甲苯（BHT）	主要用于脂溶性药物的抗氧剂，一般与BHA合用，并以柠檬酸或其他有机酸增效	其毒性比BHA高，与氧化铁、铁盐及金属有配伍禁忌
维生素E	常与维生素C配合使用，维生素E、茶多酚加增效剂柠檬酸具有协同作用，常用于动植物油及脂溶性药物的抗氧剂	对碱不稳定
抗坏血酸棕榈酸酯	可用做维生素E的抗氧增白剂，在油脂中抗氧效果非常明显	粉末可能会刺激皮肤和眼睛

　　金属离子可催化药物的氧化反应，故常加入金属离子螯合剂与原辅料、溶剂及容器带入注射液的微量金属离子形成螯合物，去除其催化氧化反应的能力。常用的金属离子螯合剂有依地酸二钠（乙二胺四乙酸二钠）和依地酸钙钠，常用浓度均为0.01%~0.05%。

　　制剂中通入惰性气体如氮气和二氧化碳，置换溶液中的氧气，也可避免药物氧化。但须注意的是，二氧化碳溶于水中呈酸性，使药液pH值改变，也会造成某些药物如钙盐产生碳酸钙沉淀，这时须选择氮气。

三、仪器与材料

1. **仪器**　紫外–可见分光光度仪、恒温水浴锅、具塞试管等。
2. **材料**　维生素C原料药、硫代硫酸钠、亚硫酸氢钠、依地酸二钠等。

四、实训内容

（一）不同氧化剂对维生素C的抗氧化作用

【操作步骤】

1. 称取维生素C 13.75 g，加纯化水适量溶解，用碳酸氢钠溶液调pH值为6.0±0.2，加纯化水至250 ml，搅匀。

2. 分别精密量取上清液10.0 ml于10支具塞试管中，编号记为1~10号。

3. 1、2号具塞试管分别精密加入纯化水1.0 ml；3、4号具塞试管分别精密加入纯化水0.5 ml和11%的亚硫酸氢钠溶液0.5 ml；5、6号具塞试管分别精密加入11%的亚硫酸氢钠溶液1.0 ml，7、8号具塞试管分别精密加入22%的亚硫酸氢钠溶液1.0 ml；9、10号具塞试管分别精密加入11%的硫代硫酸钠溶液1.0 ml，搅匀。

4. 分别从1~10号具塞试管中精密吸取4.0 ml药液，于430 nm处测定透光率。剩余药液密闭，置水浴锅中100℃加热30分钟，取出，放冷，再于430 nm处分别测定透光率。

【注意事项】

1. 注意各试剂溶液配制的准确度和量取的精密度。

2. 药液如被浓缩，加热后应添加至溶液原刻度。

3. 本项目中所述纯化水均指新沸并放冷至室温的纯化水。

4. 操作迅速，注意确保各溶液的加热时间均为30分钟。

5. 空白对照是用碳酸氢钠溶液调pH值为6.0±0.2的纯化水。

【分析与讨论】

维生素C分子中因具有烯二醇式结构，水溶液易被氧化而变色；亚硫酸氢钠与硫代硫酸钠均为水溶性抗氧剂，但适用环境各有不同。

【思考题】

1. 硫代硫酸钠和亚硫酸氢钠抗氧化作用的适用范围有何不同？

2. 亚硫酸氢钠的浓度与其对维生素C的抗氧化作用有无关系？

（二）依地酸二钠延缓维生素C氧化的作用

【操作步骤】

1. 分别精密量取第一个实训项目所配维生素C溶液10.0 ml于6支具塞试管中，编号记为1~6号。

2. 1、2号具塞试管分别精密加入纯化水1.0 ml；3、4号具塞试管分别精密加入

11%亚硫酸氢钠溶液1.0 ml；5、6号具塞试管分别精密加入2.2%依地酸二钠溶液0.5 ml和22%亚硫酸氢钠溶液0.5 ml。

3. 在以上6支具塞试管中分别加入0.002 mol/L硫酸铜溶液1滴，搅匀。

4. 分别从1~6号具塞试管中精密吸取4.0 ml药液，于430 nm处测定透光率。剩余药液密闭，置水浴锅中100℃加热30分钟，取出，放冷，再于430 nm处分别测定透光率。

【注意事项】

1. 配制维生素C溶液及实验操作中应避免溶液与金属器具接触。

2. 其余注意事项与第一个实训项目相同。

【分析与讨论】

1. 药物溶液中的微量金属离子（如铜、铁、钴、镍、锌、铅等）可显著催化氧化反应，0.0002 mol/L的铜能使维生素C氧化速度增大10000倍。其机制主要是缩短氧化作用的诱导期，增加游离基生成的速度。这也是配置维生素C溶液时避免使用金属器具的主要原因。本实验利用铜离子对维生素C的催化氧化，考查乙二胺四乙酸二钠的抗氧化作用。

2. 乙二胺四乙酸二钠又称EDTA-2Na，为含有羧基和氨基的螯合剂，有六个配位原子，能与许多金属离子（Mg^{2+}、Ca^{2+}、Mn^{2+}、Fe^{2+}、Cu^{2+}等）形成稳定的螯合物。螯合物中的金属离子失去催化活性，不能催化氧化还原反应，乙二胺四乙酸二钠即显示出抗氧化活性。乙二胺四乙酸二钠抗氧化作用原理（图8-1）。

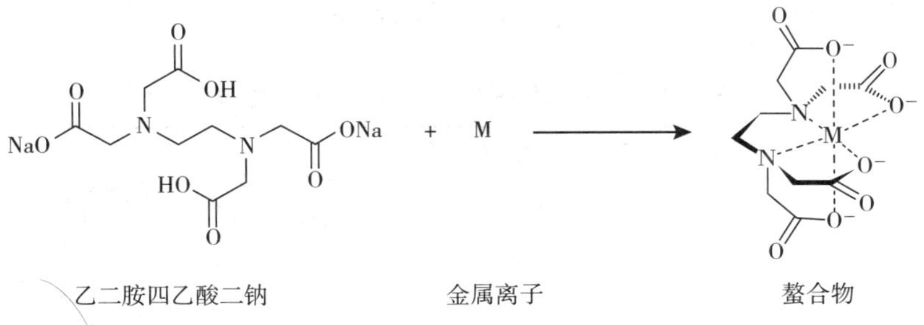

乙二胺四乙酸二钠　　　　　金属离子　　　　　螯合物

图8-1　乙二胺四乙酸二钠抗氧化作用原理

【思考题】

上述实验，6支试管包含三组类型，每组加入不同的附加剂，为什么每组均需要有2支试管做相同的操作？

（三）混合抗氧化剂对维生素C溶液稳定性的影响

【操作步骤】

1. 分别精密量取第一个实训项目所配维生素C溶液10.0 ml于12支具塞试管中，编号记为1~8号。

2. 将1、2号具塞试管中加入纯化水1.0 ml，3、4号加入11%亚硫酸氢钠溶液1.0 ml，5、6号加入5%焦亚硫酸钠溶液1.0 ml，7、8号加入11%亚硫酸氢钠溶液和5%焦亚硫酸钠溶液各0.5 ml。

3. 将以上溶液混匀，分别从1~8号具塞试管中精密吸取4.0 ml药液，于430 nm处测定透光率。剩余药液密闭，在100℃水浴锅中加热30分钟，取出，放冷。再于430 nm处分别测定透光率。

【操作注意事项】

注意事项同第一个实训项目。

【思考题】

根据维生素C的理化性质，设计一个维生素C片剂的处方及工艺流程。说明其配制注意事项。

五、实训结果

（一）不同氧化剂对维生素C的抗氧化作用结果

不同氧化剂对维生素C的抗氧化作用结果填入表8-2。

表8-2　不同氧化剂对维生素C的抗氧化作用

试管编号	维生素C含量（%）	亚硫酸氢钠含量（%）	硫代硫酸钠含量（%）	透光率	
				加热前	加热后
1	5	0	0		
2	5	0	0		
3	5	0.05	0		
4	5	0.05	0		
5	5	0.1	0		
6	5	0.1	0		
7	5	0.2	0		
8	5	0.2	0		
9	5	0	0.1		
10	5	0	0.1		

（二）依地酸二钠延缓维生素C氧化的作用结果

依地酸二钠延缓维生素C氧化的作用结果填入表8–3。

表8–3　金属离子对维生素C稳定性的影响与络合剂的作用

试管编号	维生素C 含量（%）	亚硫酸氢钠 含量（%）	EDTA–2Na 含量（%）	Cu^{2+}含量 （mol/L）	透光率	
					加热前	加热后
1	5	0	0	0.00001		
2	5	0	0	0.00001		
3	5	0.1	0	0.00001		
4	5	0.1	0	0.00001		
5	5	0.1	0.1	0.00001		
6	5	0.1	0.1	0.00001		

（三）混合抗氧化剂对维生素C溶液稳定性的影响结果

混合抗氧化剂对维生素C溶液稳定性的影响结果填入表8–4。

表8–4　混合氧化剂对维生素C的抗氧化作用

试管编号	纯化水 （1 ml）	11% 亚硫酸氢钠溶 液（ml）	11% 焦亚硫酸钠溶液 （ml）	透光率	
				加热前	加热后
1	1.0	–	–		
2	1.0	–	–		
3	–	1.0	–		
4	–	1.0	–		
5	–	–	1.0		
6	–	–	1.0		
7	–	0.5	0.5		
8	–	0.5	0.5		

实训技能考核评价标准

测试项目	技能要求	分值
实训准备	着装整洁，卫生习惯好 实验内容、相关知识，正确选择所需的材料及设备	5
实训记录	正确、及时、真实记录实验的现象，不得存在虚假	10
实训操作	正确称量药物，实验前做好所用实验器具的清洗，事先准备废液杯 按照实验步骤正确进行实验操作及仪器使用，按时完成	10
	不同氧化剂对维生素C的抗氧化作用 （1）各具塞试管溶液加入种类和量准确，并充分混匀	45

测试项目	技能要求	分值
实训操作	（2）加热方法正确、时间准确 （3）正确使用紫外-可见分光光度仪 （4）比较的结果显示亚硫酸氢钠能显著增加维生素C稳定性，硫代硫酸钠在酸性溶液中作用不显著 依地酸二钠延缓维生素C氧化的作用 （1）配液操作正确 （2）合理安排实验操作步骤 （3）操作迅速，熟练使用紫外-可见分光光度仪 （4）比较的结果与理论相符 混合抗氧化剂对维生素C溶液稳定性的影响 （1）配液方法正确 （2）熟练使用分光光度计 （3）比较的结果显示混合抗氧化剂具有协同作用，能显著增加维生素C稳定性	45
清场	按要求清洁仪器设备、实验台，摆放好所用药品	10
实训报告	实验报告工整，项目齐全，结论准确，并能针对结果进行分析讨论，一定要讨论清楚原因	20
合计		100

（林凤云）

实训九 附加剂对维生素C注射液稳定性的影响

一、实训目的

1. **掌握** 注射剂常用辅料的应用原则。
2. **熟悉** pH值、惰性气体、抗氧剂等对易氧化药物稳定性的影响。

二、实训原理

无菌液体制剂中有些药物如维生素C、维生素K、肾上腺素等较易氧化降解，出现如变色、沉淀、失效甚至产生有毒物质等情况。为保证药物制剂的稳定、安全、有效，在制备时可通过调节pH，通入惰性气体，加入适宜的抗氧剂和抗氧增效剂等方式提高易氧化药物的稳定性。

通过调节药液pH以达到制剂所需pH范围的酸或碱均称为pH调节剂。pH的调节应首先根据主药和辅料的理化性质进行合理选择，同时应考虑药物本身的酸或碱，如盐酸普鲁卡因用盐酸来调节，氨茶碱用乙二胺来调节，可避免药物制剂中引入其他离子。小容量的注射液因为血液本身具缓冲能力，故pH在4~9之间，而大输液则以pH尽量接近7.4为宜，特别是脊椎腔注射液由于脊髓液仅60~80 ml，循环也慢，故pH应与其相等，且只能制成水溶液。

为进一步避免药物与氧气接触，可在容器及药液中通入惰性气体，如氮气、二氧化碳等，提高药物稳定性。液体制剂中通入CO_2，可置换空气，从而抑制氧化。同时，也可作为食品添加剂，用于碳酸盐饮料和保存面包等食物，将气体注入产品和包装之间的空间，以防长霉导致面包腐败。

加入抗氧剂与抗氧增效剂常常是提高易氧化药物稳定性常用的方法，其中抗氧剂都是还原性物质，当其与易氧化的药物共存时，首先被氧化，从而避免药物的氧化。而抗氧增效剂则是指自身不消耗氧，但与一些抗氧剂合并使用时能增强抗氧化效果的一类化合物。

三、仪器与材料

1. **仪器** pH计、2 ml空安瓿、安瓿拉丝灌封机、灭菌捡漏柜、恒温水浴锅、滴定管、二氧化碳储罐等。

2. **材料** 维生素C原料药、碳酸氢钠、亚硫酸氢钠、注射用水等。

四、实训内容

抗坏血栓注射液稳定性考察。

【制剂处方】

抗坏血栓注射液不同处方详见表9-1。

表9-1 抗坏血栓注射液不同处方

	A	B	C_1	C_2	C_3	D
维生素C	5%	5%	5%	5%	5%	5%
碳酸氢钠	—	pH=6.0	pH=6.0	pH=6.0	pH=6.0	pH=7.0
亚硫酸氢钠	—	—	—	—	0.1 g	—
通入CO_2	—	—	—	2 min	—	—
注射用水	共25 ml	共25 ml	共25 ml	共25 ml	共25 ml	共25 ml

【操作步骤】

配制5%维生素C 200 ml：称取维生素C 10 g用注射用水溶解，定容即得。

1. **取50 ml不调pH，测pH，标记为A**

2. **取25 ml用$NaHCO_3$调pH至6.0，标记为B**

3. **取75 ml用$NaHCO_3$调pH至6.0**

（1）取25 ml不通CO_2，不加抗氧剂，标记为C_1。

（2）取25 ml通入CO_2 2分钟，标记为C_2。

（3）取25 ml加入抗氧剂亚硫酸氢钠0.4%，标记为C_3。

4. **取25 ml用$NaHCO_3$调pH至7.0，标记为D** 上述药液皆灌封于2 ml装安瓿中（每种灌封5支），作标记后于冷水中煮沸，观察不同时间颜色变化，并测定含量。

5. **抗坏血酸含量测定** 精密量取本品4 ml（约相当于维生素C 0.2 g），加水15 ml与丙酮2 ml，摇匀，放置5分钟，加稀醋酸4 ml与淀粉指示液1 ml，用碘滴定液（0.1 mol/L）滴定，至溶液显蓝色并持续30秒钟不褪，记消耗碘液毫升数。每1 ml碘滴定液（0.1 mol/L）相当于8.806 mg的$C_6H_8O_6$。

【分析与讨论】

1. 维生素C分子中有烯二醇式结构，故显强酸性。注射时刺激性大，产生疼痛，故加入碳酸氢钠（或碳酸钠），使维生素C部分地中和成钠盐，以减轻疼痛。同时碳酸氢钠起调节pH值的作用，以增强的维生素C稳定性。

2. 维生素C在干燥状态下较稳定，但在潮湿状态或溶液中，其分子结构中的烯二醇结构被很快氧化，生成黄色双酮化合物，虽仍有药效，但会迅速进一步氧化、断裂，生成一系列有色的无效物质。氧化反应式如下（图9-1）。

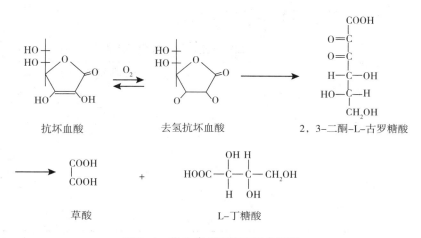

图9-1　维生素C不稳定现象图解

3. 溶液的pH、氧、重金属离子和温度对维生素C的氧化均有影响。针对维生素C溶液易氧化的特点，在注射液处方设计中应重点考虑怎样延缓药的氧化分解，可采取如下措施。

（1）除氧，尽量减少药物与空气的接触，在配液和灌封中通入惰性气体，常用高纯度的氮气和二氧化碳。

（2）加抗氧剂。

（3）调节溶液pH在最稳定范围等。

（4）加金属离子络合剂。金属离子对药物的氧化反应有强烈的催化作用，当维生素C溶液中含有0.0002 mol/L铜离子时，其氧化速度可以增大10^4倍，故常用依地酸二钠或依地酸钙钠络合金属离子。

（5）缩短灭菌时间。本品稳定性与温度有关。实验证明用100℃30分钟灭菌，含量减少3%，而100℃15分钟只减少2%，故以100℃15分钟灭菌为好。但操作过程应尽量在避菌条件下进行，以防污染。并且在灭菌时间到达后，可立即小心开启灭菌器，用温水、冷水冲淋安瓿，以促进迅速降温。

【思考题】

1. 对比 A、B、C₁、D，讨论不同pH值对抗坏血酸注射液质量的影响？

2. 对比 C₁、C₂，讨论空气中的氧对抗坏血酸注射液质量的影响？

3. 对比 C₁、C₃，讨论抗氧剂对抗坏血酸注射液质量的影响？

四、实训结果

抗坏血栓注射液稳定性考察结果填入表9-2。

表9-2　抗坏血栓注射液稳定性考察结果

样品	pH值	颜色变化			含量（消耗碘液ml）		含量变化（碘液ml数）
		5 min	15 min	30 min	0 min	30 min	
A							
B							
C_1							
C_2							
C_3							
D							

实训技能考核评价标准

测试项目	技能要求	分值
实训准备	着装整洁，卫生习惯好 实验内容、相关知识，正确选择所需的材料及设备	5
实训记录	正确、及时、真实记录实验的现象，不得存在虚假	10
实训操作	正确称量药物，实验前做好所用实验器具的清洗，事先准备废液杯 按照实验步骤正确进行实验操作及仪器使用，按时完成	10
	不同稳定剂对炉甘石洗剂稳定性的影响 （1）浓度配制准确 （2）添加附加剂操作准确 （3）颜色判断和含量测定操作正确 （4）pH调节操作正确 （5）维生素C注射液为无色或微黄色的澄明液体，成品装量准确，封口圆滑，颜色、澄明度、含量测定合格	45
清场	按要求清洁仪器设备、实验台，摆放好所用药品	10

续表

测试项目	技能要求	分值
实训报告	实验报告工整，项目齐全，结论准确，并能针对结果进行分析讨论，一定要讨论清楚原因	20
合计		100

（邱妍川　张天竹）

实训十　辅料流动性测定

一、实训目的

1. **掌握**　固体制剂常用辅料填充剂与润滑剂的选用原则。
2. **熟悉**　粉体流动性的测定方法及影响流动性的因素。

二、实训原理

填充剂与润滑剂是固体制剂常用辅料，对制剂的质量有重要影响，其应具有良好的成型性和流动性，不易吸湿等特点。因此，填充剂与润滑剂的流动性是固体制剂制备过程中必须考虑的重要内容之一，流动性不仅影响固体制剂正常的生产过程，而且影响制剂质量，如重量差异和含量均匀度等。

休止角与流出速度表示粉体重力流动时的流动性，可评价粉体物料从料斗中的流出的能力、旋转混合器内物料的运动行为、充填物料的难易程度等。休止角是粉体堆积层的自由斜面在静止的平衡状态下，与水平面所形成的最大角。休止角的测定方法有固定漏斗法、固定圆锥法、排除法、倾斜箱法、转动圆筒法等，常用的方法是固定圆锥法（亦称残留圆锥法）。固定圆锥法将粉体注入某一有限直径的圆盘中心上，直到粉体堆积层斜边的物料沿圆盘边缘自动流出为止，停止注入，测定休止角。

流出速度是将一定量的粉体装入漏斗中，然后测定其全部流出所需的时间来计算。如果粉体的流动性很差而不能流出时，加入 100 μm 的玻璃球助流，测定自由流动所需玻璃球的最少加入量（Wt%），加入量越多流动性越差。

压缩度表示振动流动时粉体的流动性，可评价振动加料、振动筛、振动填充与振动流动等。压缩度的表示方法如下：

$$C = [(\rho_f - \rho_0)/\rho_f] \times 100\%$$

式中，ρ_f 为振动最紧密度，ρ_0 为最松密度。实践证明，压缩度在 20% 以下时流动性较好，当压缩度达到 40%~50% 时粉体很难从容器中流出。

三、仪器与材料

1. **仪器**　电子天平、量筒、100 μm 的玻璃球等。

2. **材料**　微晶纤维素粉末、微晶纤维素球形颗粒、淀粉、乳糖、滑石粉、微粉硅胶、硬脂酸镁等。

四、实训内容

（一）休止角的测定

【操作步骤】

1. **不同情况下休止角大小比较**　分别称取微晶纤维素粉末和微晶纤维素球形颗粒 20 g，测定休止角，比较不同形状与大小对休止角的影响；称取微晶纤维素粉末（或乳糖）15 g 共 3 份，分别向其中加入 1% 的滑石粉、微粉硅胶、硬脂酸镁，均匀混合后测定休止角，比较不同润滑剂的助流作用；称取微晶纤维素粉末 25 g，分成 5 份，依次向其中加入 0.2%、1%、2%、5%、10% 的滑石粉，均匀混合后测定其休止角，比较润滑剂的量对流动性的影响。以休止角为纵坐标，以加入量为横坐标，绘出曲线。

2. **休止角测定方法**　将预测物料轻轻地、均匀地落入圆盘的中心部，使粉体形成圆锥体，当物料从粉体斜边沿圆盘边缘中自由落下时停止加料，用量角器测定休止角（或测定圆盘的半径和粉体的高度，计算休止角，$tg\theta = 高/半径$）。

（二）流出速度的测定

【操作步骤】

1. **不同情况下流出速度大小比较**　分别称 15 g 微晶纤维素粉末、微晶纤维素球形颗粒和淀粉，测定流出速度，比较不同形状与大小或不同物料的流出速度。在微晶纤维素粉末与淀粉中加入 100 μm 的玻璃球助流，比较加入的玻璃球的量。

2. **流出速度测定方法**　将欲测物料轻轻装入流出速度测定仪（或三角漏斗中），打开下部流出口，测定全部物料流出所需时间。

（三）压缩度的测定

【操作步骤】

1. **不同情况下振动流动性大小比较**　取微晶纤维素粉末、微晶纤维素球形颗粒和淀粉各 15 g，测定压缩度，比较不同形状与大小或不同物料的振动流动性。

2. **压缩度测定方法**　将欲测定物料分别精密称定，轻轻加入量筒中，测量体积，记录最松密度；安装于轻敲测定仪中进行多次轻敲，直至体积不变为止，测量体积，记录最紧密度。根据公式计算压缩度。

【分析与讨论】

1. 流动性反映的是固体物料在一定外力作用下，粒子间相互作用所表现出的物料的一种整体性能。

2. 一般情况下，当粒子的粒径大于200 μm时，其流动性较好；粒径在100~200 μm时，粒径越小，粒子间的摩擦力越大，流动性变差；当粒径小于100 μm时，其黏着力大于重力，流动性很差。

【思考题】

1. 不同物料的流动性有差异的主要原因是什么？

2. 为什么粉体颗粒的大小和形状影响粉体的流动性？

3. 助流剂量过多会影响流动性的原因是什么？

4. 哪种助流剂较好，为什么？

五、实训结果

1. 用显微镜法观察粉体粒子的大小与形状，分析其对流动性的影响。

2. 分析助流剂种类及用量对流动性的影响。

3. 分析不同物料流动性的差异。

实训技能考核评价标准

测试项目	技能要求	分值
实训准备	着装整洁，卫生习惯好 实验内容、相关知识，正确选择所需的材料及设备	5
实训记录	正确、及时、真实记录实验的现象，不得存在虚假	10
实训操作	正确称量药物，实验前做好所用实验器具的清洗，事先准备废液杯 按照实验步骤正确进行实验操作及仪器使用，按时完成	10
	休止角的测定 （1）准确称量物料 （2）正确进行休止角测定 （3）正确绘制曲线	45
	流出速度的测定 （1）准确称量物料 （2）正确进行流出速度测定 （3）计时正确	

续表

测试项目	技能要求	分值
实训操作	压缩度的测定 （1）准确称量物料 （2）正确进行压缩度测定 （3）计算正确	45
清场	按要求清洁仪器设备、实验台，摆放好所用药品	10
实训报告	实验报告工整，项目齐全，结论准确，并能针对结果进行分析讨论，一定要讨论清楚原因	20
合计		100

（邱妍川　邓才彬）

实训十一 崩解剂与润滑剂对片剂崩解时限的影响

一、实训目的

1. **掌握** 固体制剂常用辅料崩解剂与润滑剂的选用原则。
2. **熟悉** 崩解剂与润滑剂常见品种及应用。

二、实训原理

崩解剂是指加入固体制剂中能促使其在体液中迅速崩解成小粒子的辅料。崩解是药物溶出发挥疗效的第一步，为使固体制剂更好地发挥疗效，除要求药物缓慢释放的口含片、植入片、长效片等片剂外，一般均需加入崩解剂。

崩解剂的作用不仅是要消除黏合剂的黏合力与片剂压制时承受的机械力，使片子变为细小颗粒，而且还应使颗粒变为粉末，促进药物溶出。崩解剂的选择关系到片剂的崩解时限是否符合要求，实质是影响片剂的生物利用度，是片剂处方设计的关键之一。一般情况下，崩解剂用量增加，崩解时限缩短。如在相同条件下制备的阿司匹林片，测其崩解时限，5%淀粉为50秒，10%淀粉为7秒。但是，有些崩解剂用量愈大，崩解溶出的速度愈慢。因此，一定要通过实验确定用量。

润滑剂、助流剂与抗黏着剂是片剂制备中常用的辅料，又统称润滑剂，即润滑剂具有以上三种作用。在固体制剂实际生产中，很难用这三种作用将润滑剂截然分开，且一种润滑剂又常兼有多种作用。因此在选择与应用时，不能生搬硬套，应灵活掌握，既要遵循经验规律，又要尽可能采用量化指标。

选择润滑剂时，应考虑其对片剂硬度、崩解度与溶出度的影响。通常情况下，片剂的润滑性与硬度、崩解和溶出是相矛盾的。润滑剂降低了粒间摩擦力，也就削弱了粒间结合力，使硬度降低，润滑效果愈好，影响愈大；多数润滑剂是疏水性的，能明显影响片剂的润湿性，妨碍水分透入，使片剂崩解时限延长，相应地也影响了片剂的溶出。疏水性润滑剂覆盖在颗粒周围，即使片剂崩解，也会延缓颗粒中药物的溶出，因此，选用润滑剂时，除用上述压片力这一量化指标外，还应满足硬度、崩解与溶出的要求，采取综合评价方法，才能筛选出适宜的润滑剂。

三、仪器与材料

1. **仪器** 电子天平、100目筛、旋转压片机、烘箱、崩解时限检测仪等。

2. **材料** 对乙酰氨基酚、淀粉、硬脂酸镁、聚山梨酯80、羧甲基淀粉钠、碳酸氢钠等。

四、实训内容

（一）崩解剂、表面活性剂对对乙酰氨基酚片剂崩解性能的影响

【制剂处方】

对乙酰氨基酚	20 g
15%淀粉浆	适量
崩解剂	适量
硬脂酸镁	适量

【操作步骤】

1. **聚山梨酯淀粉的制备** 称取0.5 g聚山梨酯80，溶于15 ml乙醇中，加15 g淀粉，搅拌均匀，于70℃干燥，过100目筛，备用。

2. **15%淀粉浆的制备** 称取淀粉6 g于40 ml纯化水中均匀分散，水浴加热糊化，即得。

3. **对乙酰氨基酚颗粒的制备** 取对乙酰氨基酚细粉20 g，加入15%淀粉浆适量，制备软材，过16目筛制备湿颗粒，湿颗粒在60℃干燥，干颗粒过16目筛整粒。

4. **加入不同的崩解剂或表面活性剂** 将准备的对乙酰氨基酚干颗粒平均分为三份，颗粒称重，第一份中加入6%干淀粉，第二份中加入6%羧甲基淀粉钠，第三份加入6%聚山梨酯淀粉，再分别加入1%硬脂酸镁，混匀，三份颗粒在相同压力下压片，测定三种片剂的崩解时间。

5. **操作注意** 干淀粉应在105℃干燥约2小时，使含水量在8%~10%之间。

【分析与讨论】

1. 崩解剂的使用方法包括内加法、外加法和内、外加法，对乙酰氨基酚片制备中采用外加法添加崩解剂，碳酸氢钠片制备中采用内加法添加崩解剂。

2．淀粉为水不溶性辅料，崩解剂用量在3%~15%，黏合剂用量在5%~25%。

3．羧甲基淀粉钠又称甘醇酸淀粉钠，为白色至类白色自由流动的粉末，能分散于水，吸水后体积能增至300倍。

4．表面活性剂作崩解剂主要是增加片剂的润湿性，使水分借片剂的毛细管作用而崩解。

【思考题】

1．片剂制备过程中，应如何正确选择崩解剂？

2．表面活性剂聚山梨酯80与淀粉混合有什么作用？

3．内加法与外加法添加崩解剂对崩解时限及溶出度有什么影响？

（二）疏水性润滑剂对碳酸氢钠片剂崩解的影响

【制剂处方】

碳酸氢钠	20 g
淀粉	2 g
硬脂酸镁	适量

【操作步骤】

1. 10%淀粉浆的制备　称取淀粉2 g，加入到20 ml蒸馏水中均匀分散，加热糊化，即可。

2. 碳酸氢钠颗粒的制备　称取碳酸氢钠细粉20 g与淀粉2 g，混匀，加10%淀粉浆适量，制软材，过16目筛制粒。湿颗粒在50℃干燥，干颗粒过16目筛整粒。

3. 加入不同比例疏水性润滑剂　将制备的碳酸氢钠干颗粒平均分为两份，称重，其中一份中加入1%硬脂酸镁，另一份加入6%硬脂酸镁，混匀，在相同压力下压片，测定两种片剂的崩解时间。

（三）崩解时限检查

应用片剂崩解时限检测仪进行测定。采用吊篮法，方法如下：取药片6片，分别置于吊篮的玻璃管中，每管各加1片，开动仪器使吊篮浸入37±1.0℃的水中，按一定的频率（30~32次/分）和幅度（55±2mm）往复运动。从片剂置于玻璃管开始计时，至片剂破碎并全部固体粒子都通过玻璃管底部的2目筛为止，该时间即为该片剂的崩解时间，应符合规定崩解时限（一般压制片为15分钟）。如有1片不符合要求，应另取6片复试，均应符合规定。

【分析与讨论】

1. 因为润滑作用与润滑剂的比表面积有关，所以固体润滑剂应愈细愈好，最好能通过200目筛。

2. 水溶性润滑剂主要用于溶液片与泡腾片，或为避免影响崩解和溶出的片剂，常用的有聚乙二醇、苯甲酸钠、月桂硫酸钠（镁）等。

3. 硬脂酸镁能影响片剂的硬度，粉末直接压片时尤为显著，因此必须控制粉末细度、加入时间和混合方法。

4. 在一定范围内，润滑剂与物料混合作用力愈强，混合时间愈长，其润滑效果愈好，但应注意对硬度、崩解、溶出的影响也愈大。

【思考题】

1. 片剂制备过程中，应如何正确选择润滑剂？

2. 常见的疏水性润滑剂有哪些？

3. 硬脂酸镁作润滑剂时，有什么配伍禁忌？

五、实训结果

崩解剂、表面活性剂、润滑剂对片剂崩解性能的影响结果填入表11-1。

表11-1　片剂崩解性能的影响结果

附加剂	崩解时间（min）					
	1	2	3	4	5	6
6% 淀粉浆						
6% 羧甲基淀粉钠						
6% 聚山梨酯淀粉						
6% 硬脂酸镁						
3% 硬脂酸镁						

1. 分析并讨论实验结果，总结出影响片剂崩解的因素及原理。

2. 根据实验结果，总结出主药性质与辅料选择的关系。

实训技能考核评价标准

测试项目	技能要求	分值
实训准备	着装整洁，卫生习惯好 实验内容、相关知识，正确选择所需的材料及设备	5
实训记录	正确、及时、真实记录实验的现象，不得存在虚假	10

测试项目	技能要求	分值
实训操作	正确称量药物，实验前做好所用实验器具的清洗，事先准备废液杯 按照实验步骤正确进行实验操作及仪器使用，按时完成	10
	崩解剂、表面活性剂对对乙酰氨基酚片剂崩解性能的影响 （1）正确制备聚山梨酯淀粉，用70℃干燥，过100目筛 （2）采用煮浆法制备淀粉浆，采用水浴加热制备 （3）软材制备要求为"握之成团，轻触即散" （4）正确控制干燥温度，不宜过高 （5）加入不同崩解剂的操作一致 （6）压片的条件应一致	45
	疏水性润滑剂对碳酸氢钠片剂崩解的影响 （1）采用煮浆法制备淀粉浆，采用水浴加热制备 （2）软材制备要求为"握之成团，轻触即散" （3）正确控制干燥温度，不宜过高 （4）加入不同润滑剂的操作一致 （5）压片的条件应一致	
	崩解时限检查 （1）正确使用崩解时限检测仪 （2）按照《中国药典》要求进行正确操作 （3）6片应同时检测	
清场	按要求清洁仪器设备、实验台，摆放好所用药品	10
实训报告	实验报告工整，项目齐全，结论准确，并能针对结果进行分析讨论，一定要讨论清楚原因	20
合计		100

（邱妍川）

实训十二　肠溶包衣片的制备及崩解度的考察

一、实训目的

掌握　薄膜包衣液的配制过程和肠溶薄膜衣的质量要求；包衣液对片剂崩解度的影响。

二、实训原理

片剂的制备方法有制粒压片（分为湿法制粒和干法制粒），粉末直接压片和结晶直接压片，其中湿法制粒压片最为常见。

制备片剂的药物和辅料在使用前必须经过干燥、粉碎和过筛等处理；难溶性药物，必须足够的细；主药与辅料应充分混合均匀，若药物用量小，与辅料量相差悬殊时，一般采用递加稀释法（配研法）混合，或用溶剂分散法，即将量小的药物先溶于适宜的溶剂中，再与其他成分混合。

颗粒的制造是制片的关键。根据主药的性质选好黏合剂或润湿剂，控制黏合剂或润湿剂的用量，采用微机自动控制或凭经验掌握控制软材的质量，过筛后颗粒应完整（如果颗粒中含细粉过多，说明黏合剂用量过少；若呈线条状，则说明黏合剂用量过多，都不能符合压片的颗粒要求）。

制备好的湿粒应尽快通风干燥，温度控制在40~60℃。注意颗粒不要铺得太厚，以免干燥时间过长，药物易被破坏。干燥后的颗粒常粘连结块，需再进行过筛整粒。整粒筛目孔径与制粒时相同或略小。整粒后加入润湿剂混合均匀，计算片重后压片。

制成的片剂按药典规定的质量标准进行检查。检查的项目，除片剂外观应完整光洁、色泽均匀，且有适当的硬度外，必须检查质量差异和崩解时限。有的片剂药典还规定检查溶出度和含量均匀度，凡检查溶出度的片剂，不再检查崩解时限；凡检查含量均匀度的片剂，不再检查重量差异。

为了掩盖不良气味、使片剂中药物稳定、定位释放、控制药物释放速度和改善外观等原因，在片剂表面包上适当材料的衣层，即为包衣片。片剂包衣的种类有糖衣、薄膜衣、压制包衣等。糖衣片现已逐步被薄膜衣取代，肠溶衣可视作特殊用途的薄膜衣，薄膜包衣的一般流程如下。

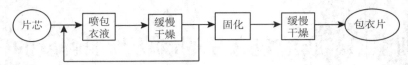

片芯 → 喷包衣液 → 缓慢干燥 → 固化 → 缓慢干燥 → 包衣片

用于包衣的片剂称素片。素片应硬度大且崩解度要好。包衣的方法通常有滚转包衣法、流化床包衣法、埋管滚转包衣法及压制包衣法等。滚转法包薄膜衣时，将药片置于转动的包衣锅内，喷入包衣材料溶液，使均匀地分散到各个片剂的表面上，然后干燥。再反复包若干层，直到符合规定要求。

薄膜衣成膜材料一般为高分子材料，但必须具有良好的成膜性和抗拉强度，在某特定的介质和pH中有足够的溶解性和稳定性（不受温度、湿度、光线等外界条件的影响），还应无生理毒性。根据薄膜包衣材料在肠胃液中的溶解度可分为胃溶性、肠溶性、胃肠两溶性及胃肠不溶性四类。本实验应用肠溶性材料，常见的有丙烯酸树脂L和S（国内生产的为丙烯酸树脂Ⅱ号和Ⅲ号）、羟丙甲纤维素酞酸酯、醋酸羟丙甲纤维素琥珀酸酯等。

在包制薄膜衣过程中，有时因素片或包衣浆的配方不当、包衣操作控制不严等各种原因，会造成各种缺陷，如碎片粘连和剥落、起皱和"橘皮"膜、起泡和桥接、色斑和起霜以及肠溶衣片会出现在pH 1~3时药物溶出等问题。

主要生产设备（图12-1）。

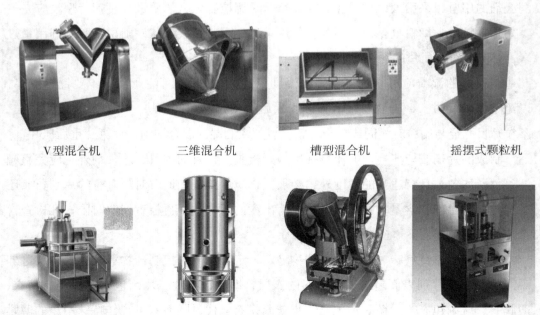

| V型混合机 | 三维混合机 | 槽型混合机 | 摇摆式颗粒机 |

| 高效湿法混合制粒机 | 流化喷雾制粒机 | 单冲压片机 | 旋转式多冲压片机 |

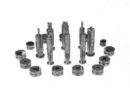
冲头与模圈

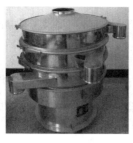
振动筛粉机

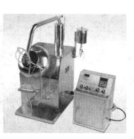
小型包衣机

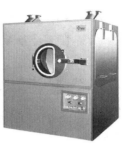
高效包衣机

图12-1　主要生产设备

三、仪器与材料

1. **仪器**　电子天平、烧杯、量筒、药筛、烘箱、旋转压片机、片剂崩解时限检测仪、旋转式包衣机等。

2. **材料**　乙酰水杨酸、微晶纤维素、淀粉、羧甲基淀粉钠、淀粉、滑石粉、丙烯酸树脂Ⅱ号、邻苯二甲酸二乙酯、蓖麻油、吐温80、钛白粉、柠檬黄、乙醇等。

四、实训内容

阿司匹林肠溶薄膜衣片的制备。

（一）乙酰水杨酸肠溶片片芯的制备

【制剂处方】

乙酰水杨酸	25 g
微晶纤维素	25 g
淀　粉	50 g
羧甲基淀粉钠	2 g
酒石酸或枸橼酸	0.5 g
10%淀粉浆	适量
滑石粉	3 g
共　制	1000 片

【制备工艺】

1. **10%淀粉浆的制备** 将0.2 g枸橼酸（或酒石酸）溶于约20 ml蒸馏水中，再加入淀粉约2 g搅匀，边搅边加热，制成10%淀粉浆。

2. **制颗粒** 取碳酸氢钠通过80目筛，加入10%淀粉浆拌和制成软材通过8~10目筛制粒，湿粒于500℃以下烘干，温度可逐渐增至650℃，使快速干燥。干粒通过16目筛整粒。

3. **总混** 再用80目筛筛出部分细粉，将此细粉与薄荷油拌匀，加入干淀粉与硬脂酸镁混合，用40目筛过筛后，与干粉混合，在密闭容器中放置4小时，使颗粒将薄荷油吸收。

4. **压片** 调节片重、压力，将上述物料用单冲压片机压片。

【制剂质量检查与评价】

1. **硬度检查法** 采用破碎强度法，采用片剂四用测定仪进行测定。方法如下：将药片径向固定在两横杆之间，其中的活动柱杆借助弹簧沿水平方向对片剂径向加压，当片剂破碎时，活动柱杆的弹簧停止加压，仪器刻度盘所指示的压力即为片的硬度。测定3~6片，取平均值。结果记录入表12-1。

2. **脆碎度检查法** 取药片，按《中国药典》（2015年版）四部片剂脆碎度检查法（通则0923），置片剂脆碎度测定仪检查，记录检查结果。

检查方法及规定如下：片重为0.65 g或以下者取若干片，使其总重量约为6.5 g；片重大于0.65 g者取10片。用吹风机吹去脱落的粉末，精密称重，置圆筒中，转动100次。取出，同法除去粉末，精密称重，减失重量不得超过1%，且不得检出断裂、龟裂及粉碎的片。

3. **崩解时间检查法** （参见实训十一），结果填入表12-1。

表12-1 片剂硬度和崩解时限检查

品名	硬度（kg）							崩解时间（min）						
	1	2	3	4	5	6	平均	1	2	3	4	5	6	平均
结论														

4. **重量差异检查法** 取药片20片，精密称定总重量，求得平均片重后，再分别精密称定各片的重量。每片重量与平均片重相比较（凡无含量测定的片剂，每片重量应与标示片重比较，超出重量差异限度（见表12-2）的药片不得多于2片，并不得有1片超出限度1倍。

表12-2　重量差异限度

平均片重	重量差异限度
0.30 g 以下	±7.5%
0.30 g 或 0.30 g 以上	±5%

【分析与讨论】

1. 乙酰水杨酸在润湿状态下遇铁器易变色，呈淡红色。因此，宜尽量避免铁器，如过筛时宜用尼龙筛网。并宜迅速干燥。

2. 在实验室中配制淀粉浆，若用直火时，需不停搅拌，防止焦化而使压片时片面产生黑点。浆的糊化程度以呈乳白色为宜，制粒干燥后，颗粒不易松散。加浆的温度，以温浆为宜，温度太高不利药物稳定，太低不易分散均匀。

3. 压片过程中应及时检查片质量与崩解时间，以便及时调整。

（二）乙酰水杨酸肠溶薄膜衣片的制备

【包衣液处方】

丙烯酸树脂Ⅱ号	10 g
邻苯二甲酸二乙酯	2 g
蓖麻油	4 g
吐温80	2 g
滑石粉（120目）	2 g
钛白粉（120目）	2 g
柠檬黄	2 g
85%乙醇	加至200 ml

【制备工艺】

1. **包衣液配制**　将丙烯酸树脂Ⅱ号用85%乙醇浸泡过夜溶解。加入邻苯二甲酸二乙酯、蓖麻油和吐温80研磨均匀，另将其他成分加入上述包衣液研磨均匀，85%乙醇加至200 ml即得。

2. **包衣**　经制得的乙酰水杨酸片芯置包衣锅内，片床温度控制在40~50℃，转速在30~40 r/min，将配制好的包衣溶液用喷枪连续喷雾于转动的片子表面，随时根据片子表面干湿情况，调控片子温度和喷雾速度，控制包衣溶液的喷雾速度和溶媒挥发速度相平衡，即以片面不太干也不太湿为度。一旦发现片子较湿（滚动迟缓），即停止喷雾以防粘连，待片子干燥后再继续喷雾，使包衣片增加质量为7%~10%。将包好的肠溶衣片，置30~40℃烘箱继续干燥3~4小时。

【制剂质量检查与评价】

1. **外观检查** 主要检查片剂的外形，指是否圆整、表面有无缺陷（碎片粘连和剥落、起皱和"橘皮"膜、起泡和桥接、色斑和起霜等）、表面粗度和光泽度等。用肉眼即可观察。

2. **包衣片的硬度和崩解度，并与素片进行比较** 肠溶片的崩解度检查先在盐酸溶液（9→1000）中进行，检查2小时，每片均不得有裂缝、崩解或软化现象；然后将吊篮取出，用少量水洗涤后，每管加入挡板1块，再在磷酸缓冲液（pH 6.8）中检查，1小时内应全部崩解，如有1片不能完全崩解，应另取6片复试，均应符合规定。包衣片剂硬度和崩解时限检查结果填入表12-3。

表12-3 包衣片剂硬度和崩解时限检查

品名	硬度（kg）							崩解时间（min）						
	1	2	3	4	5	6	平均	1	2	3	4	5	6	平均

结论

3. **冲击强度试验** 测定衣膜对冲击的抵抗程度。取10片包衣片分别在1 m高度下落在玻璃板上，计外表发生异常变化（产生裂缝或缺损）所占的比例。也可将10片包衣片置于脆碎度测定仪测定，片面应无变化。

4. **抗热试验** 将包衣片50片置250 W红外线灯下15 cm处受热4小时，片面应无变化。

5. **耐湿耐水性试验** 将包衣片置于恒温、恒湿装置中，经过一定的时间，以片剂增加质量为指标，表示耐湿耐水性。或将包衣片放入蒸馏水中浸渍5分钟，取出称量，计算因浸渍水分引起的增量。

【分析与讨论】

1. 在包衣前，可先将乙酰水杨酸片芯在50℃干燥30分钟，吹去片剂表面的细粉。由于片剂较少，在包衣锅内纵向粘贴若干1~2 cm宽的长硬纸条或胶布，以增加片子与包衣锅的摩擦，改善滚动性。

2. 包衣操作时，掌握喷速和吹风温度的原则是使片面略带润湿，又要防止片面粘连。温度不宜过高或过低。温度过高则干燥太快，成膜不均匀；温度太低则干燥太慢而造成粘连。

3. 丙烯酸树脂Ⅱ号在乙醇中溶解度大，故采用85%乙醇溶液溶解，然后稀释或加入其他物料，操作比较方便。

【思考题】

1. 试分析以上处方中各辅料成分的作用，并说明如何正确使用。

2. 肠溶薄膜包衣材料应具备哪些条件？在包衣过程中应注意哪些问题？

实训技能考核评价标准

测试项目	技能要求	分值
实训准备	着装整洁，卫生习惯好 实验内容、相关知识，正确选择所需的材料及设备，正确洗涤	5
实训记录	正确、及时记录实验的现象、数据	10
实训操作	按照实际操作计算处方中的药物用量，正确称量药物 按照实验步骤正确进行实验操作及仪器使用，按时完成	10
实训操作	片芯 （1）制备淀粉浆时要注意控制火候大小，防止淀粉糊化 （2）淀粉浆应该是透明无色，有一定黏稠性 （3）在制备湿颗粒的时候一定要掌握好"握之成团，触之即散"的原则，淀粉浆用量要适当 （4）由于药物不能接触铁器，因此过筛时应选用尼龙筛网 （5）干燥颗粒时要控制好温度，温度不能太高，防止药物受热分解 （6）干燥颗粒时，速度不能太快，以免造成"外干内湿"的假象 （7）压片时一定要调节好压力，防止裂片和松片 （8）压好的片剂应外观光滑完整 包衣 （1）丙烯酸树脂Ⅱ号溶解完全 （2）包衣前除去附着在片芯上的细粉 （3）干燥温度不能太高，防止包衣不均匀 质量考察 （1）重量差异检查操作正确 （2）硬度检查操作正确 （3）崩解度检查操作正确	50
成品质量	片芯：白色片剂，外观完整光洁 包衣片：衣层外观完整光滑，色泽一致，无片粘连和剥落、起皱和"橘皮"膜、起泡和桥接、色斑和起霜等现象	10
清场	按要求清洁仪器设备、实验台，摆放好所用药品	5
实训报告	实验报告工整，项目齐全，结论准确，并能针对结果进行分析讨论	10
合计		100

（江尚飞）

实训十三　软膏基质的制备

一、实训目的

1. **掌握**　不同类型软膏基质的性质与特点；不同类型软膏基质在药物制剂中的应用。

2. **熟悉**　软膏基质的质量评定方法。

二、实训原理

软膏剂是指药物与适宜基质均匀混合制成的外用半固体剂型。基质占软膏的绝大部分，除起赋形剂的作用外，还对软膏的质量及疗效起重要作用。常用的基质有油脂性基质、乳剂型基质以及水溶性基质三类。

软膏基质的制备，可根据药物及基质的性质选用研和法、熔和法及乳化法制备。

眼用软膏剂的基质一般由凡士林、羊毛脂及液状石蜡组成。基质应纯净、均匀、细腻、对眼无刺激性，并在150℃干热灭菌1小时以上，过滤后备用。

三、仪器与材料

1. **仪器**　蒸发皿、水浴、电炉、温度计、显微镜等。

2. **材料**　硬脂酸、单硬脂酸甘油酯、白凡士林、甘油、液状石蜡、三乙醇胺、氢氧化钙、羧甲基纤维素钠、司盘80、乳化剂OP等。

四、实训内容

（一）油脂性基质制备

【制剂处方】

羊毛脂　　5 g

石　蜡	10 g
凡士林	85 g
共　制	100 g

【操作步骤】

1．取石蜡置小烧杯中，在水浴上加热熔化。

2．逐渐加入羊毛脂与凡士林，继续加热，使完全熔合，不断搅拌至冷，即得。

【作用与用途】

本品对于冬季皮肤干燥引起的手脚部位的皮肤开裂、瘙痒及角化型手脚开裂有很好的防护效果。具有止痒润肤，保湿，防冻裂的功能。

【分析与讨论】

若不加强搅拌，羊毛脂易出现沉淀。

（二）油/水型乳剂型基质制备

【制剂处方】

硬脂酸	4.8 g
单硬脂酸甘油酯	1.4 g
液状石蜡	2.4 g
白凡士林	0.4 g
羊毛脂	2.0 g
三乙醇胺	0.16 g
纯化水	加至40.0 g

【操作步骤】

1．硬脂酸、单硬脂酸甘油酯、液状石蜡、白凡士林和羊毛脂为油相，置蒸发皿中，于水浴上加热至80℃左右混合熔化。

2．另将三乙醇胺和纯化水置烧杯中，于水浴上亦加热至80℃左右。

3．在等温下将水相缓缓倒入油相中，并于水浴上不断搅拌至呈乳白色半固体状，再在室温下搅拌至近冷凝。

【作用与用途】

本品为雪花膏的一种基质。

【分析与讨论】

1. 采用乳化法制备 W/O 型或 O/W 型乳剂基质时，油相和水相应分别水浴上加热并保持温度 80℃，然后将水相缓缓加入油相中，边加边不断顺向搅拌。若不是沿一个方向搅拌，往往难以制得合格的乳剂基质。

2. 乳剂基质处方中，有时存在少量辅助乳化剂，目的在于增加乳剂的稳定性，如处方中的单硬脂酸甘油酯即为辅助乳化剂。

（三）水/油型乳剂型基质Ⅰ制备

【制剂处方】

单硬脂酸甘油酯	0.85 g
蜂蜡	50.2 g
石蜡	3.75 g
硬脂酸	0.625 g
液状石蜡	20.5 g
白凡士林	3.35 g
双硬脂酸铝	0.5 g
氢氧化钙	0.05 g
羟苯乙酯	0.1 g
纯化水	20.0 g

【操作步骤】

1. 将单硬脂酸甘油酯、蜂蜡、石蜡、硬脂酸置蒸发皿中，于水浴上加热熔化，再加入白凡士林、液状石蜡、双硬脂酸铝，加热至 80℃左右。

2. 另将氢氧化钙、羟苯乙酯溶于蒸馏水中加热至 80℃，加入上述油相溶液中，边加边不断顺向搅拌，至呈乳白色半固体状，即得。

【作用与用途】

本品为冷霜的一种基质。

（四）水溶性基质制备

【制剂处方】

羧甲基纤维素钠	1.2 g

甘油	3.0 g
羟苯乙酯	0.04 g
纯化水	加至 20.0 g

【操作步骤】

1. 将 CMC-Na 加水溶胀，待完全溶解后，加入甘油、羟苯乙酯，搅匀，即得。

2. 将 CMC-Na 与甘油在乳钵中研匀，加入适量蒸馏水使溶解，加入溶有防腐剂的水溶液研匀，加蒸馏水至全量，即得。

【作用与用途】

本品为水凝胶基质。

【分析与讨论】

CMC-Na 等高分子物质制备溶液时，可先将其撒在水面上，静置数小时，使慢慢吸水充分膨胀后，再加热即溶解。若搅动则易成团块，水分难以进入而很难得到溶液。若先用甘油研磨分散开后，再加入水时则不会结成团块，能较快溶解。

【思考题】

1. 实训过程中所制备的软膏剂基质各属于哪种类型？

2. 乳剂型软膏基质制备过程中应注意哪些问题？

3. 软膏剂制备时，药物加入的方法有哪些？

（五）质量检查

1. **外观性状**　软膏剂、乳膏剂应具有适当的黏稠度，外观均匀、细腻，无酸败、异臭。软膏剂、乳膏剂应易涂布于皮肤或黏膜上，不融化，无刺激性。

将制备的软膏基质涂布在自己的皮肤上，评价是否均匀细腻，有无刺激性，是否易于洗除，记录皮肤的感觉；比较 4 种基质的黏稠性和涂布性。

2. **乳剂型软膏基质类型鉴别**　有染色法和显微镜观察法等。

（1）加苏丹红油溶液，若连续相呈红色则为 W/O 型乳剂。

（2）加亚甲蓝水溶液，若连续相呈蓝色则为 O/W 型乳剂。

3. **稳定性试验**

（1）耐热耐寒试验　将各基质均匀装入密闭容器中，编号后分别置烘箱（39±1℃）、室温（25±3℃）和冰箱（5±2℃）中 1 个月，检查其稠度、失水、pH、色泽、均匀性以及霉败等现象。

（2）离心试验　将软膏剂基质样品置于 10 ml 离心管中，以 3000 r/min 的转速离心

30 min，观察有无分层现象。

五、实训结果

1. 将实训结果填入表13-1中。

表13-1 不同软膏基质的质量评价结果

编号	外观性状	基质类型	耐热耐寒试验	离心试验
1				
2				
3				
4				

2. 分析讨论软膏基质质量情况。

实训技能考核评价标准

测试项目	技能要求	分值
实训准备	着装整洁，卫生习惯好 实验内容、相关知识，正确选择所需的材料及设备	5
实训记录	正确、及时、真实记录实验的现象，不得存在虚假	10
实训操作	正确称量药物，实验前做好所用实验器具的清洗，事先准备废液杯 按照实验步骤正确进行实验操作及仪器使用，按时完成	10
	油脂性基质 （1）取石蜡置小烧杯中，在水浴上加热熔化 （2）逐渐加入羊毛脂与凡士林，继续加热，使完全熔合，不断搅拌至冷 （3）记录软膏剂的性状及其他质量评价结果	40
	油/水型乳剂型基质 （1）硬脂酸、单硬脂酸甘油酯、液状石蜡、白凡士林和羊毛脂为油相，置蒸发皿中，于水浴上加热至80℃左右混合熔化 （2）另将三乙醇胺和纯化水置烧杯中，于水浴上亦加热至80℃左右 （3）在等温下将水相缓缓倒入油相中，并于水浴上不断搅拌至呈乳白色半固体状，再在室温下搅拌至近冷凝 （4）记录乳膏剂的性状及其他质量评价结果	
	水/油型乳剂型基质I （1）将单硬脂酸甘油酯、蜂蜡、石蜡、硬脂酸置蒸发皿中，于水浴上加热熔化，再加入白凡士林、液状石蜡、双硬脂酸铝，加热至80℃左右 （2）另将氢氧化钙、羟苯乙酯溶于水馏水中加热至80℃，加入上述油相溶液中，边加边不断顺向搅拌，至呈乳白色半固体状，即得	

续表

测试项目	技能要求	分值
实训操作	（3）记录乳膏剂的性状及其他质量评价结果 水溶性基质： （1）将CMC-Na加水溶胀，待完全溶解后，加入甘油、羟苯乙酯，搅匀，即得 （2）将CMC-Na与甘油在乳钵中研匀，加入适量蒸馏水使溶解，加入溶有防腐剂的水溶液研匀，加蒸馏水至全量，即得	40
清场	按要求清洁仪器设备、实验台，摆放好所用药品	10
实训报告	实验报告工整，项目齐全，结论准确，并能针对结果进行分析讨论，一定要讨论清楚原因	25
合计		100

（马　潋）

实训十四　软膏基质影响释放度的考察

一、实训目的

掌握　不同类型基质的制备方法；不同类型基质对软膏中药物释放的影响。

二、实训原理

软膏剂系指药物与适宜的基质制成的具有适当稠度的膏状外用制剂。它可在应用部位发挥疗效或起保护和润滑皮肤的作用，药物也可吸收进入体循环产生全身治疗作用。

在软膏剂中，基质占软膏的绝大部分。基质不仅是软膏的赋型剂，同时也是药物载体，对软膏剂的质量、药物的释放以及药物的吸收都有重要的影响。常用的软膏基质根据其组成可分为三类，即油脂性基质、乳剂型基质、水溶性基质。根据药物及基质的不同采用不同的方法进行制备，如研和法、溶和法和乳化法。固体药物可用基质中的适当组分溶解，或先粉碎成细粉与少量基质或液体组分研成糊状，再与其他基质研匀。液体药物可与基质直接研和，或溶于液体组分中再与基质研匀。所制得的软膏剂应均匀、细腻、具有适当的黏稠性，易涂于皮肤或黏膜上且无刺激性。

软膏剂在存放过程中应无酸败、异臭、变色、变硬、油水分离等变质现象，需要适宜的基质提供稳定的性质。软膏剂的质量评价中，除应检查其熔点、酸碱度、黏度、稳定性和刺激性外，其释药性能也是重要检查项目。软膏剂中药物的释放及透皮吸收主要依赖于药物本身的性质，但基质在一定程度上影响药物的这些特性，一般情况下，水溶性基质和乳剂型基质中药物的释放较快，烃类基质中的药物释放最差。

药物的释放性能可通过测定软膏剂中药物透过无屏障性半透膜到释放受介质的速度来评定，也可采用凝胶扩散法和离体皮肤法来评定。

三、仪器与材料

1. **仪器**　电子天平、乳钵、烧杯、短玻璃管、紫外 – 可见分光光度仪等。

2. **材料**　水杨酸、羊毛脂、石蜡、凡士林、硬脂酸、月桂硫酸钠、甘油、淀粉、三氯化铁等。

四、实训内容

（一）软膏的制备

1. **单软膏**

【制剂处方】

水杨酸	0.5 g
羊毛脂	0.5 g
石蜡	1 g
凡士林	8.5 g

【操作步骤】

取石蜡在水浴上加热溶化后，逐渐加入羊毛脂与凡士林继续加热，使完全熔和，不断搅拌至冷，备用。另取乳钵，加研细的水杨酸0.5 g，分次加入以上基质9.5 g，研匀，即得单软膏。

2. **O/W型乳剂型基质软膏**

【制剂处方】

水杨酸	0.5 g
硬脂酸	1.8 g
凡士林	2.0 g
液状石蜡	1.2 ml
月桂硫酸钠	0.2 g
甘油	0.1 ml
蒸馏水	15 ml

【操作步骤】

取油相成分（硬脂酸、凡士林、液状石蜡）置蒸发皿中，于水浴加热至80℃；另取水相成分（月桂硫酸钠、甘油、蒸馏水）于小烧杯中，水浴加热至80℃，在等温下将水相成分以细流状加入油相成分中，在水浴上继续加热搅拌10分钟，然后在室温下继续搅拌至冷凝，备用。另取乳钵，加研细的水杨酸0.5 g，分次加入以上基质9.5 g，研匀，即得。

3. 水溶性基质软膏

【制剂处方】

水杨酸	0.5 g
淀粉	1.0 g
甘油	8.0 ml
蒸馏水	2.0 ml

【操作步骤】

取淀粉加溶水混匀，再加入甘油于水浴上加热使充分糊化，备用。另取乳钵，加研细的水杨酸0.5 g，分次加入以上基质9.5 g，研匀，即得。

4. 凡士林软膏

【制剂处方】

水杨酸	0.5 g
凡士林	9.5 g

【操作步骤】

取研细的水杨酸0.5克，于乳钵中，分次加入凡士林9.5克，即得。

（二）药物释放试验

1. 取上面制得的水杨酸软膏，分别置于内径约为2 cm的短玻璃管内（高度经为2 cm），管的一端用玻璃纸封贴上并用线绳扎紧，玻璃纸与软膏之间密贴，无气泡。

2. 将上述短玻璃管按封贴玻璃面向下置于装有100 ml 37℃蒸馏水的大试管中，（大试管置于37±1℃的恒温水浴中）定时取样，每次5 ml，并同时补加5 ml蒸馏水，测定样品中水杨酸含量。

（三）样品吸光度的测定

取各时间的样品液5 ml，加入三氯化铁1 ml，另取蒸馏水5 ml，加显色剂1 ml作为空白。在530 nm波长下测其吸光度，以吸光度对时间作图，即可得到不同基质的水杨酸软膏的释放曲线，讨论四种基质中药物释放速度的差异。

【分析与讨论】

加入水杨酸时，基质温度宜低，以免水杨酸挥发；另外，温度过高下加入，当冷凝后常会析出粗大的药物结晶；水杨酸遇Fe^{3+}可变成紫色，多种金属离子能促使水杨酸氧化为醌式结构的有色物质，故配制及贮存时禁与金属器具接触，以防水杨酸变色。

【思考题】

水杨酸需要求出含量吗？为什么可以直接使用吸光度时间曲线度比较释放度差异？

实训技能考核评价标准

测试项目	技能要求	分值
实训准备	着装整洁，卫生习惯好 实验内容、相关知识，正确选择所需的材料及设备	5
实训记录	正确、及时、真实记录实验的现象，不得存在虚假	10
实训操作	正确称量药物，实验前做好所用实验器具的清洗，事先准备废液杯 按照实验步骤正确进行实验操作及仪器使用，按时完成	10
实训操作	水杨酸软膏基质释放度考察 （1）各软膏顺利制备 （2）软膏密封紧贴玻璃纸，无气泡 （3）定时定量取样 （4）吸光度测定准确 （5）吸光度时间曲线完成规范	40
清场	按要求清洁仪器设备、实验台，摆放好所用药品	10
实训报告	实验报告工整，项目齐全，结论准确，并能针对结果进行分析讨论，一定要讨论清楚原因	25
合计		100

（刘　阳）

实训十五 不同骨架材料制备缓释片

一、实训目的

1. **掌握** 溶蚀性和亲水凝胶骨架型缓释片的释放机制和制备工艺。
2. **熟悉** 不同骨架材料的性质与应用；缓释片释放度的测定方法。

二、实训原理

缓释制剂系指用药后能在较长时间内持续释放药物以达到长效作用的制剂。其中药物释放主要是一级速度过程。如口服缓释制剂在人体胃肠道的转运时间一般可维持8~12小时，根据药物用量及药物的吸收代谢性质，其作用可达12~24小时，患者1天口服1~2次。缓释制剂的种类很多，按照给药途径有口服、肌内注射、透皮及腔道用制剂。其中口服缓释制剂研究最多。口服缓释制剂又根据释药动力学行为是否符合一级动力学（或Hi guchi方程）和零级动力学方程分为缓释制剂和控释制剂。

按照缓释制剂释药机制不同，可以分为骨架型和膜控型两类。其中骨架型缓释片依据所含骨架材料的不同，又分为亲水凝胶骨架片、溶蚀性骨架片和不溶性骨架片。

骨架材料、制片工艺对骨架片的释药行为有重要影响。亲水凝胶骨架片主要采用甲基纤维素、羧甲基纤维素、卡波姆、海藻酸盐、壳聚糖等骨架材料。溶蚀性骨架片采用水不溶但可溶蚀的硬脂醇、巴西棕榈蜡、单硬脂酸甘油酯等蜡质材料制成，骨架材料可在体液中逐渐溶蚀、水解。不溶性骨架片采用乙基纤维素、丙烯酸树脂等水不溶骨架材料制备，药物在不溶性骨架中以扩散方式释放。这些材料遇水形成凝胶层，随着凝胶层继续水化，骨架膨胀，药物可通过水凝胶层扩散释出，延缓了药物的释放。本实验以茶碱为模型药物制备溶蚀性骨架片和亲水凝胶骨架片。

由于缓释制剂中含药物量较普通制剂多，制剂工艺复杂。为了避免突释引起的毒副作用，获得可靠的治疗效果，需要制定合理的体外药物释放度试验方法。通过释放度的测定，找出其释放规律，从而可选定所需的骨架材料，同时也用于控制缓释片剂的质量。

释放度的测定方法采用溶出度测定仪，释放介质一般采用人工胃液、人工肠液、水等介质。一般采用3个取样点作为药物释放度的标准。第一个时间点通常为0.5~2小时，主要考察制剂有无突释效应；第2个点为中间取样时间点（累积释放度约为50%），主要用于考察制剂释放的特性；第3个点（累积释放度>75%），用于考察释药量是否基本完全。具体时间及释放量根据各品种要求而定。

三、仪器与材料

1. **仪器**　电子天平、单冲/旋转压片机、紫外－可见分光光度仪、溶出度仪等。

2. **材料**　茶碱、乳糖、羟丙基甲基纤维素［HPMC（K10M）］、硬脂醇、乙醇、硬脂酸镁等。

四、实训内容

（一）茶碱亲水凝胶骨架片的制备

【制剂处方】

茶碱	3 g
HPMC（K10M）	12 g
乳糖	15 g
80%乙醇溶液	适量
硬脂酸镁	1.2%
共制	300 片

【操作步骤】

1. 将茶碱、乳糖分别过100目筛，HPMC（K10M）过80目筛，混合均匀。

2. 加80%乙醇溶液制成软材，过18目筛制粒。

3. 于50~60℃干燥，16目筛整粒，称重，加入硬脂酸镁混匀。

4. 计算片重，压片即得，每片含茶碱100 mg。

【分析与讨论】

HPMC（K10M）遇水膨胀后，形成凝胶层，茶碱在水中的溶解度为1∶120，其释放速度主要由凝胶层的溶蚀速度决定，而水溶性药物的释放主要通过凝胶层进行扩散。本品中HPMC（K10M）用量增加，可使片剂遇水后形成凝胶层的速度加快，从而导致水分向片芯渗透速率减小，以致片剂骨架溶蚀减缓，茶碱释放速度减慢。

2. 片中乳糖用量增加，在一定程度上可以促使水分渗入片芯，从而使片剂溶蚀加快，加快茶碱的释放。

【思考题】

1. 常用的亲水凝胶骨架材料有哪些？

2. 分析本处方中各成分的作用？

（二）茶碱溶蚀性骨架片的制备

【制剂处方】

茶碱	30 g
硬脂醇	3 g
HPMC（K10M）	0.3 g
硬脂酸镁	1.2%
共制得	300 片

【操作步骤】

1. 取茶碱过100目筛，另将硬脂醇置于蒸发皿中，于80℃水浴上加热融化，加入茶碱搅匀，冷却，置研钵中研碎。

2. 取80%乙醇3 ml将HPMC（K10M）制成胶浆，加入到上述混合物中制成软材（若胶浆量不足，可再加80%乙醇适量），过18目筛制粒。

3. 于50~60℃干燥，16目筛整粒，称重，加入硬脂酸镁混匀。

4. 计算片重，压片即得。每片含茶碱100 mg。

【分析与讨论】

1. 本处方中硬脂醇为溶蚀性骨架材料，乳糖为填充剂，80%乙醇溶解的HPMC（K10M）胶浆为黏合剂，硬脂酸镁为润滑剂。

2. 本实验采用熔融法制备，熔融温度会对药物的释放产生影响，本品应控制在80℃熔融，高于蜡质材料的熔点。

3. 硬脂醇的用量会影响茶碱的释放速率，其释药机制为扩散和溶蚀相结合的双重释药机制。

【思考题】

1. 在制备溶蚀型骨架片时应考虑哪些问题？

2. 与亲水凝胶骨架片相比，其释药机制有何不同？

（三）释放度试验

取本品，根据溶出度与释放度测定法（通则0931第二法），以水900 ml为溶出介质，转速为每分钟50转，依法操作，在2小时、6小时与12小时分别取溶液5 ml滤过，并即时补充相同温度、相同体积的溶出介质；分别精密量取续滤液适量，各用水定量稀释制成每毫升中约含无水茶碱7μl的溶液，根据紫外–可见分光光度法（通则0401），在272mn的波长处分别测定吸光度；另取茶碱对照品适量，精密称定，加水溶解并定量稀释制成每毫升中约含无水茶碱7μl的溶液，同法测定吸光度，分别计算每片在不同时间点的溶出量。

本品每片在2小时、6小时与12小时的溶出量应分别为标示量的20%~40%、40%~65%和70%以上，均应符合规定。

【分析与讨论】

1. 茶碱缓释片释放度测定以水为释放介质，以去除空气的新鲜纯化水为最佳。

2. 释放介质的用量必须满足漏槽条件，即溶出介质量应超过使药物溶解达到饱和所需量。通常，溶出介质量为使药物溶解达到饱和所需的5~10倍。

五、实训结果

1. 片剂质量检查结果见表15-1、15-2。

表15–1　片剂硬度检查结果

品名	硬度							结论
	1	2	3	4	5	6	平均	

表15–2　片剂重量差异检查结果

品名	片重	重量差异	结论

2．累积释放度的计算和释放曲线的绘制

（1）根据外标法，计算各时间的累积释放量，除以标示量，即得各取样时间点的累积释放度，记录于表15-3、15-4中。

表15-3 茶碱亲水凝胶骨架片释放度实验结果

参数	取样时间（h）					
	1	2	3	4	6	12
吸收度（A）						
药物浓度（mg/ml）						
累积释放量（mg/ml）						
累积释放度（%）						

表15-4 茶碱溶蚀性骨架片释放度实验结果

参数	取样时间（h）					
	1	2	3	4	6	12
吸收度（A）						
药物浓度（mg/ml）						
累积释放量（mg/ml）						
累积释放度（%）						

累积释放度按照下式计算：

$$Rel = (n \times V \times C)/G \times 100\%$$

式中，Rel 为累积释放度，%；n 为稀释倍数；V 为取样体积，ml；C 为按照标准曲线计算的样品浓度，mg/ml；G 为缓释片平均所含茶碱量或标准片的标示量，mg。

（2）以累积释放度对时间作图，绘制药物累积释放度-时间曲线图。

（3）根据《中国药典》2015年版规定，茶碱缓释片的释放度标准为2h、6h与12h的溶出量应分别为20%~40%、40%~65%和70%以上。比较两种缓释片的释放度，并做出评价。

实训技能考核评价标准

测试项目	技能要求	分值
实训准备	着装整洁，卫生习惯好。实验内容、相关知识，正确选择所需的材料及设备	5
实训记录	正确、及时、真实记录实验的现象，不得存在虚假	10

续表

测试项目	技能要求	分值
实训操作	正确称量药物，实验前做好所用实验器具的清洗，事先准备废液杯 按照实验步骤正确进行实验操作及仪器使用，按时完成	10
	茶碱亲水凝胶骨架片的制备 （1）将茶碱、乳糖分别过100目筛，HPMC（K10M）过80目筛，混合均匀 （2）制湿颗粒时用80%的乙醇，制粒过程应迅速，掌握好"握之成团，触之即散"的原则 （3）干燥温度不宜过高，50~60℃干燥 （4）16目筛整粒，称重，加入硬脂酸镁混匀 （5）计算片重，压片即得	40
	茶碱溶蚀性骨架片的制备 （1）茶碱过100目筛，另将硬脂醇置于蒸发皿中，于80℃水浴上加热融化，加入茶碱搅匀，冷却，置研钵中研碎 （2）80%乙醇3 ml将HPMC（K10M）制成胶浆，作为黏合剂 （3）干燥温度控制在36~40℃，16目筛整粒，称重，加入硬脂酸镁混匀 （4）计算片重，压片即得	
	药物释放试验 （1）释放度测定方法选择正确：溶出度测定法第二法（浆法），以0.1 mol/L的盐酸900 ml为释放介质，温度为37±0.5℃，转速为50 r/min （2）样品处理正确：1、2、3、4、6、12h分别取样3 ml，同时补加同体积释放介质，样品经0.45 μm微孔滤膜过滤，取续滤液1 ml，置10 ml容量瓶中加0.1 mol/L的盐酸稀释至刻度，摇匀 （3）270 nm波长处测定吸光度：能正确使用紫外－可见分光光度仪	
	标准曲线的绘制 （1）标准品溶液的制备：准确无误 （2）吸光度测定：能正确使用紫外－可见分光光度仪 （3）计算：正确无误 （4）标准曲线：能正确绘制标准曲线，得到回归方程	
成品质量	片剂外观完整光洁	10
	标准曲线符合规定	
	累积释放度达70%以上	
清场	按要求清洁仪器设备、实验台，摆放好所用药品	10
实训报告	实验报告工整，项目齐全，结论准确，并能针对结果进行分析讨论，一定要讨论清楚原因	15
合计		100

（马　潋）

实训十六　PVP在固体分散体中的应用

一、实训目的

1. **掌握**　PVP的性质与特点；PVP在固体分散体中的应用。
2. **熟悉**　使用PVP制备固体分散体的方法。

二、实训原理

聚维酮（PVP）易溶于水，微有特臭气味，流动性好，有吸湿性，化学性质稳定，溶于水、乙醇和三氯甲烷，不溶于醚、烷烃、矿物油、四氯化碳和乙酸乙酯，易霉变，需加入防腐剂。溶液黏度与分子量和溶剂有关：K值增加，溶液的黏度、胶黏性增加而溶解速率下降。在药剂领域中有着非常广泛的应用。PVP可作为固体分散体介质、干燥黏合剂、包衣材料、缓控释制剂膜材料，液体中可作助溶剂、助悬剂、稳定剂、增稠剂等。

PVP是优良的水溶性固体分散介质，对许多药物有较强的抑晶作用，但在贮存过程中易吸湿而析出药物结晶，常用于制备难溶性药物的固体分散体，可提高药物的溶解速率和溶解度，因其抑晶作用，使药物具有非结晶无定形特点，也可提高药物的溶出速率。

固体分散体常用的制备方法有熔融法、溶剂法、熔融-溶剂法。应根据药物和载体材料的性质不同，采用不同的固体分散技术。

熔融法是将药物与载体混匀，加热至熔融，然后使熔融物在剧烈搅拌下迅速冷却固化。本法简易、成本低，适用于对热稳定的药物。

溶剂法又称共沉淀法或共蒸发法，将药物与载体共同溶于有机溶剂中，蒸去溶剂后得到药物固体分散物。本法适用于对热不稳定或易挥发的药物，但这种方法所用有机溶剂成本高，且有时难于除尽，易引起药物的重结晶而降低主药的分散度。

溶剂—熔融法是先将药物用少量（5%~10%）有机溶剂溶解；再与熔融的载体混合均匀，蒸去溶剂并冷却固化。本法适用于热稳定性差的药物，也适用于液体药物

（鱼肝油，维生素A、维生素D、维生素E等），但仅限于小剂量药物，一般剂量在50 mg以下。

药物与载体形成固体分散体后，药物高度分散，溶解性能大大提高，物相发生改变；通常用差示扫描量热法（DSC）、X-射线衍射（X-RD）、红外图谱及溶出速率测定等仪器分析方法来判别固体分散体是否形成及评价固体分散体的分散状态及质量优劣等。

三、仪器与材料

1. **仪器** 电子天平、水浴锅、差示扫描量热分析仪、X射线衍射仪等。
2. **材料** 聚维酮（K30）、吲哚美辛原料药、乙醇等。

四、实训内容

吲哚美辛（IDM）-PVP固体分散体的制备。

【制剂处方】

IDM-PVP固体分散体的处方

成分	剂量	
	处方1	处方2
吲哚美辛（g）	0.5	2.5
PVP（g）	2.5	0.5

【操作步骤】

1. 取处方量的IDM至蒸发皿中，加适量无水乙醇搅拌溶解；加入处方量的PVP，搅拌溶解；水浴加热蒸发乙醇至近干，取下蒸发皿，置于50℃真空干燥2~3h。取出干燥后凝固物，研磨，过80目筛，即得。

2. IDM-PVP物理混合物的制备时，将IDM、PVP以1∶5的比例置乳钵中研磨、过80目筛，即得。

【质量评价】

制备的固体分散体可采用溶出测定法、差示扫描量热分析、X线衍射、红外光谱对其进行物相鉴定。试验样品IDM 25 mg，相当于IDM 25 mg的IDM-PVP固体分散体及物理混合物。

1. 体外溶出度的测定

（1）溶出介质的配制　溶出介质为pH6.8磷酸盐缓冲液，取0.2 mol/L KH$_2$PO$_3$溶液250 ml，加入0.2 mol/L NaOH溶液118 ml，用水稀释至1000 ml，摇匀即得。

（2）标准曲线测定　精密称取IDM原料药15 mg于250 ml容量瓶中，加溶出介质溶解后定容至刻度，即得60 μg/ml的IDM溶液作为母液。精密吸取上述溶液，分别稀释为5、10、20、30、40、50 μg/ml。以相应的溶剂为空白，在320 nm波长处测定吸收度，以吸收度对浓度进行回归分析，得到标准曲线回归方程。

（3）IDM含量的测定　精密称取相当于吲哚美辛25 mg的IDM-PVP固体分散体及物理混合物，置50 ml量瓶中，加入适量甲醇后，超声提取，定容至50 ml。过滤（0.4μm），取续滤液0.5 ml至10 ml量瓶中，用溶出介质定容至刻度。以相应的溶剂为空白，在320 nm处测定吸收度，代入标准曲线方程计算含量。

（4）体外溶出度的测定　将相当于吲哚美辛25 mg的IDM-PVP固体分散体装入胶囊，按《中国药典》2015年版溶出度测定方法规定，采用转篮法测定。以pH6.8磷酸盐缓冲液为释放介质，温度为37 ± 0.5℃，转速为75 rpm，分别于5、10、20、30、45 min取样5 ml，以0.4 μm水相滤膜过滤，取续滤液在320 nm波长处测定吸收度，计算溶出度。同时在溶出杯中补充等量同温空白介质。

2. 差示扫描量热法（DSC）分析　以空铝坩埚为参编物，另一铝锅中放入约10 ml样品，升温速度为10℃/min，扫描范围为30~300℃。观察药物热吸收峰的变化，考察PVP作为固体分散体载体对IDM药物结晶状态的影响。

X-射线衍射（X-RD）Cu钯，管压40KV，管流30mA，2θ角2°/min。观察药物晶体衍射峰的变化，考察PVP作为固体分散体载体对IDM药物结晶状态的影响。

3. 红外光谱测试　把干燥的样品和光谱纯溴化钾，置于玛瑙研钵研磨，充分混合后，将混合物粉末灌注于压模器中，压片，放入样品架上，扫描范围为400~4000 cm^{-1}，分辨率为1 cm^{-1}。

红外光谱主要用来考察药物和载体之间有无相互作用，也可确证固体分散体中无定形和结晶药物的存在。如果药物以无定形分散于载体中，药物与载体分子之间的相互作用可用红外光谱来确定：在不存在相互作用的情况下，无论固溶体还是简单的低共熔混合物的红外光谱均应与其物理混合物的红外光谱相同；若存在相互作用或发生某种反应，则会出现药物和载体的某些吸收峰的消失、移位或强度改变或新峰出现。

【分析与讨论】

1. 溶剂法制备药物固体分散体中药物的分散性质不仅与所选的载体有关，也与使用的载体量有关，具体应根据试验筛选适宜的比例，本实验中选择1∶5和5∶1两种比例量，以比较不同载体用量对分散的影响。

2. 溶剂法制备IDM-PVP固体分散体时，溶剂蒸发速度是影响固体分散体均匀性及防止药物结晶析出的重要因素。乙醇的蒸发在沸水浴中进行，在搅拌下快速蒸发，均匀性较好，有利于药物和载体快速析出，保证分散物的高度分散，否则固体分散体的均匀性差，如果有药物结晶析出，将影响所制备固体分散体的溶出度。

3. 在本实验制备IDM-PVP固体分散体过程中，蒸去溶剂后，将产物倒入不锈钢板上（下面放冰块）迅速凝固，有利于提高共沉淀物的溶出速度。

4. 蒸发得到的凝固物应真空干燥。

【思考题】

1. 为什么要将IDM制成固体分散体？

2. 为什么选择PVP作为本实验的载体材料？其有哪些性质和特点？

3. 分析影响固体分散体溶出的因素有哪些？

五、实训结果

（一）体外溶出度的测定

1. 绘制标准曲线，将测定结果填入表16-1，得到回归方程。

表16-1　标准曲线数据表

浓度（C，μg/ml）	5	10	20	30	40	50
吸收度（A）						

2. 含量测定，结果填入表16-2。

表16-2　含量测定数据表

	IDM-PVP（1∶5）固体分散体	IDM-PVP（5∶1）固体分散体	IDM-PVP（1∶5）物理混合物
称量（g）			
含量（P，%）			
X ± SD			

3．体外溶出度数据及计算，结果填入表16-3。

表16-3　体外溶出度测定数据表

取样时间（min）	IDM		IDM-PVP（1∶5）固体分散体		IDM-PVP（5∶1）固体分散体		IDM-PVP（1∶5）物理混合物	
	吸收值	溶出度	吸收值	溶出度	吸收值	溶出度	吸收值	溶出度
5								
10								
15								
20								
30								
45								
$W_{称}$								

根据每一时间点取样量和溶出量计算累积溶出量（Wt），按下式计算各时间点的累积溶出度：

$$累积溶出度（\%）=\frac{各时间点累积溶出量}{W_{称} \times 含量} \times 100\%$$

$$=\frac{W_t}{W_{称} \times P} \times 100\%$$

以时间为横坐标，累积溶出度为纵坐标作图，比较各样品的溶出度和溶出速度。

（二）差示扫描量热法（DSC）分析结果

将扫描所得图谱打印粘贴，并对图谱进行分析。

（三）X-射线衍射（X-RD）结果

将X-射线衍射图谱打印粘贴，并对图谱进行分析。

（四）红外光谱测试结果

将红外光谱图谱打印粘贴，并对图谱进行分析。

实训技能考核评价标准

测试项目	技能要求	分值
实训准备	着装整洁，卫生习惯好 实验内容、相关知识，正确选择所需的材料及设备	5
实训记录	正确、及时、真实记录实验的现象，不得存在虚假	10

测试项目	技能要求	分值
实训操作	正确称量药物，实验前做好所用实验器具的清洗，事先准备废液杯 按照实验步骤正确进行实验操作及仪器使用，按时完成	10
	不同比例固体分散体制备 溶剂法制备固体分散体方法正确 物理混合物制备方法正确	
	体外溶出度的正确测定 （1）制标准品液：配制pH 6.8磷酸盐缓冲液及各浓度标准品液 （2）紫外测定：正确使用紫外-可见分光光度仪，在320 nm处测定IDM的紫外吸光度 （3）计算正确无误 （4）正确绘制标准曲线 （5）在规定时间取样、处理样品，并在320 nm处测定IDM的紫外吸光度，计算溶出度	40
	差示扫描量热法（DSC）分析的正确操作 （1）正确使用实验装置 （2）正确分析实验图谱	
	X-射线衍射（X-RD）的正确操作 （1）正确使用实验装置 （2）正确分析实验图谱	
	红外光谱的正确测定 （1）正确使用实验装置 （2）正确分析实验图谱	
清场	按要求清洁仪器设备、实验台，摆放好所用药品	10
实训报告	实验报告工整，项目齐全，结论准确，并能针对结果进行分析讨论，一定要讨论清楚原因	25
合计		100

（刘艺萍）

| 第二部分 |

药品包装实训

实训十七　参观药厂药品包装岗位操作

一、实训目的

1. **掌握**　药品包装生产工艺管理要点及质量控制要点；制药企业对药品包装岗位的管理规范及要求。

2. **了解**　包装车间的常用设备，车间布局。

二、实训原理

药品包装是指用适当的材料或容器、利用包装技术对药物制剂的半成品或成品进行分计量、灌装、封口、裹包、贴签等操作，为药品提供质量保证、鉴定商标与说明的一种加工过程的总称。药品的包装又分为内包装和外包装。其中，内包装是指直接接触药品的部分，对于药品的质量起到关键性的保护作用，可防止药品在有效期内变质，是包装材料的保护功能首要的考虑要素。同时为了防止药品运输、贮存过程中受到破坏，避免受到挤压、冲击、振动，而造成药品的破坏和散失，药品的外包装应当有一定的机械强度，起到防震、耐压和封闭作用。

包装设备是指能完成全部或部分产品和商品包装过程的设备。使用包装机械来包装产品可提高生产效率，减轻劳动强度，适应大规模生产的需要，并满足清洁卫生的要求。药品包装设备是一类特殊的专业设备，从功能上和原理上类似于装配设备但工艺原理有一定的特殊性，因此药品包装设备是一种独立的设备类型。下表中列举部分药厂中常用包装设备，见表17-1。

表17-1　药厂常用包装设备

设备名称	作用与用途
无菌灌（分）装系统	无菌制剂的计量、封装（注射剂、输液剂、注射用无菌粉末）
全自动液体灌装机	外用液体制剂、口服液体制剂（口服液、糖浆剂）的计量、封装
全自动软膏灌封机	软膏、半固体制剂的计量、封装
全自动定量制袋包装机	颗粒剂、散剂的计量、包装

续表

设备名称	作用与用途
全自动装瓶机	片剂、胶囊剂、丸剂的计数、装瓶
铝塑泡罩（PTP）包装机	片剂、胶囊剂、丸剂、栓剂的计数、封装
全自动装盒机	将药瓶（板）和说明书自动装入折叠纸盒中，并完成盖盒动作
全自动贴签机	将成卷的纸标签或金属箔标签粘贴在产品或规定包装上
捆扎打包机	用捆扎带缠绕产品或包装件后收紧，将两端熔融或使用包扣将产品捆扎在一起

三、实训内容

（一）参观药厂液体制剂生产车间

1. 在药厂相关管理人员的带领下，按照药厂的要求，着装整洁，有序地进入药厂液体制剂生产车间。

2. 依次参观口服液体制剂灌封岗位（全自动四泵直线式液体灌封机）、外用液体制剂灌封岗位（全自动回转式液体灌封机）。

3. 仔细观察，做好笔记。清晰记录口服液体制剂生产岗位流程、灌封设备的基本原理、生产工艺管理要点及质量控制要点。

4. 了解液体灌封设备的基本调试流程和清洁维护保养操作规程等。

（二）参观药厂固体制剂生产车间

1. 在药厂相关管理人员的带领下，按照药厂的要求，着装整洁，有序地进入药厂固体制剂生产车间。

2. 依次参观口服固体制剂装袋岗位（全自动定量制袋包装机）、装瓶岗位（全自动装瓶机）、铝塑泡罩（铝塑泡罩包装机）包装等设备和岗位。

3. 仔细观察，做好笔记。清晰记录口服固体制剂装袋、装瓶岗位操作流程，生产工艺管理要点及质量控制要点。

4. 掌握铝塑泡罩包装机基本调试流程、清洁维护保养操作规程等。

（三）参观药厂外包装车间

1. 在药厂相关管理人员的带领下，按照药厂的要求，着装整洁，有序地进入药厂外包装车间。

2. 依次参观全自动装盒机、全自动贴签机和捆扎打包机等设备。

3. 仔细观察，做好笔记。清晰记录外包装岗位的操作流程，生产工艺管理要点及质量控制要点。

4. 掌握全自动贴签机、全自动装盒机、捆扎打包机的基本调试流程、清洁维护保养操作规程等。

【思考题】

1. 药品内包装和外包装区域的洁净度要求相不相同？为什么？

2. 为什么不能去参观无菌制剂和软膏剂的内包装区域？

实训技能考核评价标准

测试项目	技能要求	分值
实训准备	着装整洁，卫生习惯好 实训内容、相关知识，提前有预习和准备	5
实训记录	正确、及时、真实记录实训过程，不得存在虚假	10
实训操作	能按照药厂管理人员的要求，依次有序的进入参观区域	10
	参观过程中不得嬉戏、打闹、大声喧哗或自由走动。保持注意力集中，能认真仔细地完成参观笔记	10
	液体制剂车间 （1）知道液体制剂生产车间的洁净度、温度、湿度及着装的要求 （2）通过药厂相关人员的讲解知道液体制剂灌封设备的基本结构和工作原理 （3）能正确填写液体制剂车间相关生产记录文件	10
	固体制剂车间 （1）知道固体制剂生产车间的洁净度、温度、湿度的要求 （2）通过药厂相关人员的讲解知道全自动定量制袋机、全自动装瓶机、铝塑泡罩包装机的基本结构和工作原理以及正确操作和调试、日常的清洁和维护保养 （3）能正确填写固体制剂车间相关生产记录文件	10
	外包装车间 （1）知道外包装车间的洁净度、温度、湿度的要求 （2）通过药厂相关人员的讲解知道全自动贴签机、全自动装盒机、捆扎打包机的基本结构和工作原理 （3）能正确填写外包装车间相关生产记录文件	10
清场	按要求有序、礼貌地离开	10
实训报告	实验报告字迹工整，项目齐全，参观记录内容正确、仔细	25
合计		100

（韦丽佳）

实训十八　固体制剂药品包装设计

一、实训目的

掌握　固体制剂药品包装设计；纸包装性质、标签、说明书要求。

二、实训原理

药品是一种特殊的商品，在流通过程中由于受到光照、潮湿、微生物污染等周围环境的影响很容易分解变质，所以在药品加工成型以后，必须选用合适的包装才能保持药品的效能、提高药品的稳定性、延缓药品变质、保障患者的用药安全。

药品包装是指为药品在运输、贮存、管理过程和使用中提供保护、分类和说明的作用，选用适宜的包装材料或容器，采用适宜的包装技术对药品或药物制剂进行分（罐）、封、装、贴签等加工过程的总称。

固体制剂药品有处方药和非处方药（OTC）之分。非处方药主要在零售药房销售，需要在包装上显著印制OTC标识、药品通用名称、成分、性状、适应证或者功能主治、规格、用法用量、不良反应、禁忌、注意事项、贮藏、生产日期、产品批号、有效期、批准文号、生产企业等内容，便于患者选择购买。由于包装尺寸的原因，适应证或者功能主治、用法用量、不良反应、禁忌证、注意事项不能全部注明的，应当标出主要内容并注明"详见说明书"字样。药品说明书的内容包括药品名称（通用名、英文名、汉语拼音、化学名称）、分子式、分子量、结构式（复方制剂、生物制剂应注明成分）、性状、药理毒性、药代动力学、适应证、用法用量、不良反应、禁忌证、注意事项（孕妇及哺乳期妇女用药、儿童用药、药物相互作用和其他类型的相互作用，如烟、酒等）、药物过量（包括症状、急救措施、解毒药）、有效期、储存、批准文号、生产企业（包括地址及联系电话）等内容。如某一项目尚不明确，应注明"尚不明确"；如明确无影响，应注明"无"。包装材料一般为纸材料，包装盒常用白纸板，定量200~400 g/m^2，分为双面白纸板和单面白纸板，具有良好的印刷性能、一定的抗张强度、耐折度和挺度等保护性能，有良好的加工性能，可以制成各种包装纸盒；说明书常用书纸，定量50~70 g/m²，可单面或双面印刷。

三、实训内容

（一）固体制剂包装设计

1. 分组实验，根据提供的药物胶囊或片剂泡罩板设计包装盒的长×宽×高，在白纸板设计画出包装盒平面图的俯视图（如图18-1），注意留出粘贴内舌，剪下平面图，写上药品通用名称、成分、性状、适应证或者功能主治、规格、用法用量、不良反应、禁忌证、注意事项、贮藏、生产日期、产品批号、有效期、批准文号、生产企业等内容，根据包装盒尺寸，选择上盒内容。

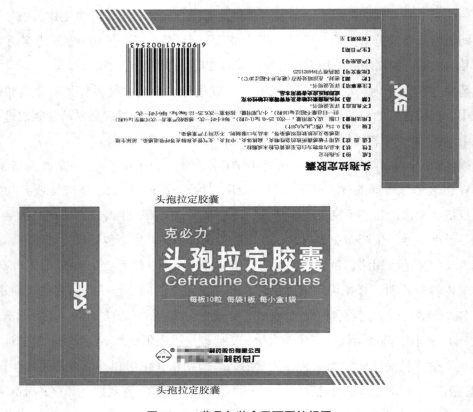

图18-1 药品包装盒平面图俯视图

2. 在A4白纸上设计说明书的长×宽，画出平面图剪下，设计写上药品名称（通用名、英文名、汉语拼音、化学名称）、分子式、分子量、结构式（复方制剂、生物制剂应注明成分）、性状、药理毒性、药代动力学、适应证、用法用量、不良反应、禁忌证、注意事项、药物过量（包括症状、急救措施、解毒药）、有效期、储存、批准文号、生产企业（包括地址及联系电话）等内容。

3. 将1画好的包装盒沿虚线折好，粘贴内舌涂上胶水，粘贴固定成型，说明书折好，与提供的药物胶囊或片剂泡罩板同装入包装盒中，盖上盒盖，完成。

4. 以组为单位，展示介绍药盒包装设计和说明书设计，评比。

【分析与讨论】

包装盒长×宽×高的设计非常关键，决定药物胶囊或片剂泡罩板能否刚好装入，不过分松紧。

【思考题】

包装盒尺寸偏小时，哪些标识内容可以不出现，为什么？

实训技能考核评价标准

测试项目	技能要求	分值
实训准备	着装整洁，卫生习惯好 实验内容、相关知识，正确选择所需的材料及设备	5
实训记录	正确、及时、真实记录实验的现象，不得存在虚假	10
实训操作	正确称量药物，实验前做好所用实验器具的清洗，事先准备废液杯 按照实验步骤正确进行实验操作及仪器使用，按时完成	10
	固体制剂包装盒设计 （1）包装盒平面图横平竖直，内舌宽度适宜，标识内容完整，字体适宜 （2）说明书内容完整，字体适宜 （3）包装盒固型成功，泡罩板说明书装盒成功 （4）展示说明详尽	40
清场	按要求清洁仪器设备、实验台，摆放好所用药品	10
实训报告	实验报告工整，项目齐全，结论准确，并能针对结果进行分析讨论，一定要讨论清楚原因	25
合计		100

（刘　阳）

实训十九　铝塑包装设备操作

一、实训目的

1. **掌握**　铝塑包装设备的使用和维护清洁方法。
2. **熟悉**　铝塑包装设备的原理和结构。

二、实训原理

铝塑包装机是一种主要用于包装胶囊、片剂等固体药物制剂的包装设备。其结构有多种形式，但组成及其部件功能基本相同。其中，平板式铝塑泡罩包装机主要机构包括机身、铝塑卷筒、加热机构、滚模机构、加料器、PVC支架、热封网纹辊、打印装置、步进机构、传动机构、冲裁机构、电器控制箱等组成。

1. **机身**　机身主要由机座和墙板组成，为本机主体，借以支承所有其他零部件。

2. **铝塑卷筒**　包括铝箔卷筒和塑片卷筒两部分。卷筒主要由筒体、里外定子、制动圈和调节螺母等组成。筒体两端用滚动轴承支承在支承轴上，为卷筒的转动部分，当牵引塑料薄膜或铝箔时，即带动装在卷筒上的卷料自由转动。

3. **加热机构**　加热采用平板加热，可使塑膜硬片软化，以便成型。

4. **滚模机构**　设备的关键部件，与加热器、热封网纹辊相配合，先后完成泡罩成型、热压密封等工序。该部件主要由滚模、滚模轴、月形阀板以及真空和冷却系统组成。滚模用硬铝金制造，表面分布着泡窝，窝底钻有微孔，通过月形阀板与真空吸气管相通，使通过吸泡区段的塑料薄膜经加热器加热软化后，被吸成泡罩。滚模套装在滚模轴上，用螺母固紧，变换药品时，只要打开滚模密封端盖松下螺母，即可更换滚模。滚模轴芯设有进、排水道。冷却水通过水道进入滚模，起到冷却作用。

5. **加料器**　主要借助转动的盘刷将片剂、胶囊等药物制剂充填入已成型的泡罩中。

6. **热封网纹辊**　热封网纹辊与滚模配合，完成薄膜与铝箔的热压密封工作，热封网纹辊主要由网纹辊压缩弹簧、离合装置和支架等组成。

7. **打印装置**　主要用于在包装好的板块上打印出批号以及压出撕裂线等。

8. **步进机构**　为冲裁工序的间歇进给机构，由间歇运动机构和步进辊筒组成。采用槽轮将传动机构的连续运动转换为间歇运动，步进辊筒体表面有泡槽，泡槽与塑料泡带结合，借以牵引泡带。步进辊筒子与冲模运动必须严格协调，当运动不协调时，首先松开间歇运动机构的齿轮支板（在传动箱中），摆动齿轮支板，使齿轮脱离啮合状态，然后调节进给时间。

9. **传动机构**　该机构包括主电动机、塔轮变速器、摆线针轮减速器和传动齿轮等。主电动机通过齿轮传动分别将支力传递给滚模、步进机构和冲裁机构。

10. **冲裁机构**　该机构是将塑料泡带冲裁成板块状包装成品。其由主体、曲轴、连杆、导柱、凹凸模、退（压）料板以及变频调速系统组成，是将热合密封后的铝塑泡罩薄膜冲切成规定尺寸的板块，完成包装机的最后一道工序。由于变频调速系统的作用，可以根据行程长短等因素来设定冲裁次数。

三、实训内容

（一）DPH-90平板式铝塑泡罩包装机使用

1. 开机前准备

（1）检查机器是否有"已清洁"标识。

（2）检查机器各部件是否有松动或错位现象。

（3）换上与生产中间品相适应的成型，热封、冲裁下模具。

（4）接通气源、水源并检查有无渗漏现象。

2. 操作运行

（1）打开电源开关，打开供水阀。

（2）按下预热开关，加热器开关，成形温度到100℃左右。

（3）放置PVC硬片，稍过下步进轮。

（4）打开主电机启动开关，将PVC吸泡4米长后，点击主电机停止开关，并打开热盒。

（5）装入泡带，稍过步进辊筒，进入冲模上的有机玻璃导板。

（6）待温控仪温度显示在150℃左右时，铺好铝箔并打加料器闸门，按下加热器电机开关。

（7）关上吸泡加热器热盒，按下加料器开关，并按下主电机启动开关，合拢网纹辊筒，机器开始全面工作。

（二）DPH-90平板式铝塑泡罩包装机维护

1. 机器应在0~27℃条件下工作，开机前必须对机器进行全面检查。

2. 每次开机前必须在有关部位加油润滑。

3. 发现机器运转异常应及时停机维修。

4. 定期检查各传动件的轴承的磨损情况，如磨损严重应更换，并加注普通润滑脂（用油枪），应注意加注量不应过多。

（三）DPH-90平板式铝塑泡罩包装机清洁

1. **清洁剂**　0.03%的洗洁精、饮用水及纯化水。

2. **消毒剂**　75%乙醇；0.2%新洁尔灭溶液。

3. 清洁频次

（1）每次生产结束。

（2）更换品种前。

（3）设备维修后。

（4）每星期生产结束。

4. 清洁方法

（1）随时用设备清洁专用抹布拭去设备表面的粉尘，如有污物，沾0.03%洗洁精水，擦拭设备表面，目测无污物后，再用干净的设备清洁专用抹布擦拭干净。

（2）将给料装置上的毛筛、料斗等拆下，先用饮用水冲洗干净，目测无上次产品残留物后，再用饮用水冲洗一次，纯化水漂洗一次，确认晾干后装上。

（3）用铜筛把网纹辊刷干净。

（4）用干净的设备清洁专用抹布蘸上95%酒精擦拭热合辊、吸泡辊、摆动辊、压辊、进给辊、定导辊、中导辊、小导辊等几根辊。

（5）每日应及时清除设备周围的积灰、铝箔、PVC、残片及垃圾。

四、质量判断

1. 铝塑板四周完整，对称美观。

2. 泡罩四周无刮伤。

3. 泡罩内铝箔无崩裂现象。

4. 铝塑板气密性合格。

【思考题】

1. 泡罩不能正常吹起，如何解决？

2. 运行时，PVC经常被拉断变形，该如何解决？

实训技能考核评价标准

测试项目	技能要求	分值
实训准备	着装整洁，卫生习惯好 实训内容、相关知识，提前有预习和准备	5
实训记录	正确、及时、真实记录实训过程，不得存在虚假	10
实训操作	能正确辨认铝塑包装设备各工位零部件名称	15
	生产前准备 （1）按要求更衣 （2）核对本次生产品种的品名、批号、规格、数量，检查所用物料是否符合要求 （3）正确检查包装机状态标志是否完好及水、电路是否连接完好 （4）按规定程序对设备进行维护、清洁、消毒	15
	生产过程 （1）开机试机，开关打开顺序正确 （2）试运行一定数量产品，成功率为95%~100%，进行连续生产 （3）关机，停止按钮点击顺序正确	15
	生产结束清场 （1）清理余料和产品 （2）按清场程序和设备清洁规程清理工作现场 （3）如实填写各种生产记录，适时填写、悬挂、更换状态标识	15
实训报告	实验报告字迹工整，项目齐全，记录内容正确、仔细	25
合计		100

（张慧梅）

实训二十 口服液体制剂罐封设备操作

一、实训目的

1. **掌握** 口服液体制剂灌封岗位操作法；灌封生产工艺管理要点及质量控制点；YG-10B型全自动口服液灌装机的标准操作和清洁保养标准操作规程。
2. **熟悉** 清场规程工作。

二、实训原理

口服液体制剂的制备过程包括制药用水的生产、包装材料的清洗、备料、配液、过滤、灌封、包装、检验、入库等工序。其中制药用水的生产、包装材料的清洗、检验、入库等分别由制水岗位、清洗岗位、检验岗位与仓库岗位工作人员完成。

以口服液生产工艺为例，生产工艺流程（图20-1）。生产人员应按生产计划及生产指令的要求完成从备料到包装各工序的生产任务。

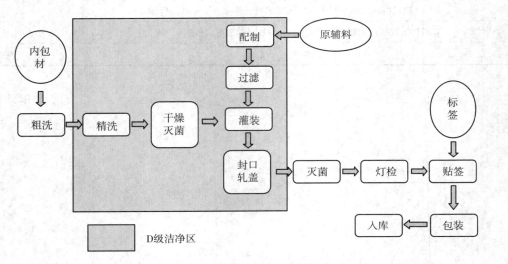

图20-1 口服液生产工艺流程

结合其生产工序，表20-1列出对应的工序质量控制点。

表20-1　口服液生产工序质量控制点

工序	质量控制点	质量控制项目	频次
配料	称量	原辅料的标志、合格证	每批
	配料	数量与品种的复核	
配制	配料	配制工艺条件、药液性状、pH值、相对密度、定性、定量	每批
	过滤	滤材及过滤方法、药液澄清度	
洗瓶、盖	洗涤	水质、水温、水压、清洁度	定时
	干燥（灭菌）	温度、时间、干燥程度、微生物数	
灌封	灌装	速度、位置、装量	随时
	压盖	速度、压力、严密度、外观	
灭菌	灭菌柜	标记、装量、排列层次、温度、时间、性状、微生物数	每柜
	灭菌前后中间产品	外观清洁度、标记、存放区	每批
灯检	灯检品	无异物、封口严密	定时
包装	贴签	牢固、位正、外壁清洁	随时
	装盒	数量、批号、说明书	
	装箱	数量、装箱单、封箱牢固	每箱
待验库	成品	清洁卫生、温度、湿度、货位卡、状态标志、分区、分品种、分批	定时

三、实训内容

（一）领取批生产指令

批生产指令见表20-2。

表20-2　批生产指令

产品名称：

起草人：		审核、批准人：	
签发部门：		签发日期：	生效日期：

从_____年___月___日起，_____车间生产产品为：

_____，批量：_____。规格为：_____，批号为：_____

_____，请按车间工艺规程组织生产。

包装规格：_____。批包装指令下达后方可进行包装。

原辅料定额量

序号	原辅料名称	处方量	单位	损耗率	实际领用量	单位
1						

续表

序号	原辅料名称	处方量	单位	损耗率	实际领用量	单位
2						
3						
4						
5						
6						
7						
8						
9						
备注						

（二）按口级洁净区要求进入生产现场

1．操作前按规定穿着洁净服，做好一切准备工作。

2．根据生产指令按规定程序领取原辅料，核对所灌封液体的品名、规格、产品批号、数量、物理外观、检验合格等，应准确无误，产品澄明度符合要求。

3．严格按工艺规程及灌封岗位标准操作程序进行灌封。

4．生产完毕，按规定进行物料移交，并认真填写工序记录及生产记录。

5．操作期间，严禁打接手机、脱岗，不得做与本岗位无关之事。

6．工作结束或更换品种时，严格按本岗位清场SOP进行清场，经质监员检查合格后，挂标识牌。

7．注意设备保养，经常检查设备运转情况，操作时发现故障及时排除并上报。

（三）灌装岗位操作法

1．生产前准备

（1）核对《清场合格证》并确定在有效期内。取下《清场合格证》状态标识，换上"正在生产"状态标识。

（2）检查灌封机、容器及工具是否洁净、干燥；检查设备螺栓、传动部件有无松动；检查设备是否需要上润滑油。

（3）按《YG-10B型全自动口服液灌装机操作程序》进行手动空载试机，查看其转动是否正常，如不正常，又不能排除，则通知机修人员来排除。

（4）准备好需灌装的物料，用容器装好、口服液瓶、瓶盖、放置箱、手套。

2. 开机操作

（1）将准备好的口服液瓶及瓶盖分别放入到进料斗和振动斗中。

（2）将需灌装药液的容器用塑料胶管跟灌装机相连。

（3）依次点振动器开关、轨道运行按钮、轧盖按钮启动设备，灌装机可完成自动输瓶、灌装、扎盖等工序。

（4）完成扎盖后，灌装好的瓶子会顺出瓶轨道自动带出，置于出料口处，只需移放到放置箱里面即可。

（四）清场

1. 按《清场管理制度》《容器具清洁管理制度》《洁净区清洁规程》及《YG-10B型全自动口服液灌装机清洗程序》搞好清场和清洗卫生。

2. 为了保证清场工作质量，清场时应遵循先上后下、先外后里，一道工序完成后方可进行下道工序作业。具体清洁步骤如下。

（1）清洁工具　不脱落纤维洁净毛巾、钢丝球、百洁布。

（2）清洁操作　①药液灌装完毕后，应及时进行清洁。清洁时应先取出机器上未使用的所有瓶子，关闭振荡器开关，使瓶盖不再推送。②取约10 000 ml热水，进行模拟灌装（仅打开灌装开关，轧盖开关关闭），清洗输液管内部及灌装针头。③清洗完毕后，关闭机器电源，用水冲去转盘上的药液并用百洁布擦拭，若发现有破碎的玻璃瓶应注意小心处理干净，防止划伤。④拆下输液管，甩出内部可能残留的液体，保存于清洁干燥处，并于下次使用前进行灭菌后使用。

（3）清场后，填写清场记录，上报QA，经QA检查合格后挂《清场合格证》。

（五）记录

1. 核对物料、生产场所、设备状态，并作相关记录。

2. 按生产操作规程进行生产，并填写相关操作记录。

3. 清场，并填写清场记录，见表20-3。

4. 按D级洁净区操作规程出场。

表20-3　清场检查记录

清场前	清场工序		清场要求	1．地面无积水、无积灰、无异物 2．用的工具成品清洁无异物，管道内外清洁，无黏液、无异物 3．设备内外无浆块、无油垢，物见本色 4．有关的生产设施、环境等要求干净、整洁，并要物放有序 5．每一品种随着个别工序环节的完成，随时清场
	产品名称			
	生产批号			
	生产时间	月　日　时		
	班组			
清场后	产品名称			
	生产批号			

清场项目	检查情况		清场人：
1．本批生产的物料是否已清除	已清	未清	
2．工具、盛器是否清洁			复核人：
3．设备内外是否清洁，物见本色			
4．地面、门窗、灯具、墙壁是否清扫干净			
5．工作台、凳子是否清洁			
6．地漏是否清洁			
其他项目			检查意见：
			质检员：

清场合格证

工序：
原产品名：　　　　　　　　　　　批号：
调换品名：　　　　　　　　　　　批号：
清场合格证
清场班组：＿＿＿＿＿＿＿　清场者签名：＿＿＿＿＿＿＿
清场日期：＿＿＿＿＿＿＿　QA签名：＿＿＿＿＿＿＿

（六）注意事项

1．调整机器时，工具要使用适当，严禁用过大的工具或用力过猛来拆零件，避免损坏机件或影响机器性能。

2．每当机器进行调整后，一定要将松过的螺丝紧好，用摇手柄转动机器查看其动作是否符合要求后，方可以开机。

3．机器必须保持清洁，严禁机器上有油污、药液或玻璃碎屑，以免造成机器损蚀。应做到：机器在生产过程中，及时清除药液或玻璃碎屑；交班前应将机器表面各部清洁一次，并在各活动部件处加上清洁的润滑油；每周应大清洁一次，特别将平常使用中不易清洁到的地方擦净或用压缩空气吹净。

四、质量判断

罐封严密、装量准确、外形完整、瓶口不变性、无漏液现象等。

【思考题】

1. 为什么清场时应遵循先上后下、先外后里的原则？

2. 如果灌装时泡沫太多，该如何解决？

实训技能考核评价标准

测试项目	技能要求	分值
实训准备	着装整洁，卫生习惯好 实训内容、相关知识，提前有预习和准备	5
实训记录	正确、及时、真实记录实训过程，不得存在虚假	10
实训操作	能正确辨认口服液灌装机的各工位零部件名称	15
	生产前准备 （1）按要求更衣 （2）核对本次生产品种的品名、批号、规格、数量，检查所用物料是否符合要求 （3）正确检查灌装机状态标志是否完好及水、电路是否连接完好 （4）按规定程序对设备进行润滑、消毒	15
	生产过程 （1）开机试机，开关打开顺序正确 （2）试灌封一定数量产品，成功率为95%~100%，进行连续生产 （3）关机，各停止按钮点击顺序正确	15
	生产结束清场 （1）清理余料和产品 （2）按清场程序和设备清洁规程清理工作现场 （3）如实填写各种生产记录，适时填写、悬挂、更换状态标识	15
实训报告	实验报告字迹工整，项目齐全，记录内容正确、仔细	25
合计		100

（韦丽佳）

| 第三部分 |
综合实训

实训二十一　对乙酰氨基酚片的工艺研究

一、实训目的

掌握　合理选择辅料进行处方设计与包装设计的方法；药品包装及药物制剂制备与检测的方法。

二、实训原理

片剂是药物与辅料均匀混合后压制而成的片状或异形片状的固体制剂。片剂以口服普通片为主，也有含片、舌下片、口腔贴片、咀嚼片、分散片、泡腾片、阴道片、速释或缓释或控释片与肠溶片等。

（一）片剂的常用辅料及处方设计注意事项

片剂经压制而成，因此对压片物料成型需要三个条件，即良好的可压性、流动性、润滑性。通常原料药不能同时具备三个条件，需要依靠辅料帮助完成。

1. 片剂常用辅料

（1）稀释剂　淀粉、糊精、糖粉、乳糖、预胶化淀粉、微晶纤维素等。

（2）润滑剂　硬脂酸镁、硬脂酸、单硬脂酸甘油酯、微粉硅胶、滑石粉等。

（3）崩解剂　交联纤维素、玉米淀粉、交联聚维酮、预胶化淀粉、海藻酸等。

（4）黏合剂　10%~15%淀粉浆、羧甲基纤维素钠、甲基纤维素等。

（5）润湿剂　水、乙醇。

2. 片剂处方设计的重要因素

（1）剂量　为方便生产与临床应用，片剂的直径一般不小于6mm，且片重多在100 mg以上。当药物的剂量小于100 mg时，在工艺处方中必须加入稀释剂，可控制片剂的体积大小及主药成分的剂量偏差。

（2）溶解度　药物的溶解度对于片剂的设计尤其重要。水溶性药物易于崩解和溶出。而水不溶性药物应加入崩解剂和增溶剂才能符合溶出要求。

（3）黏附性　如果药物颗粒易于互相黏附，可导致流动性降低，使装量差异增大。

此时，可加入润滑剂。

（4）粒径　物料的粒径对流动性和溶出度均有影响。粒径太小将导致流动性降低，而粒径大可以导致溶出降低。因此，理想的粒径要求物料过18~24目标准筛。压片过程还需要适量细粉填充，通常至少80目以下细粉占比20%以上。

（二）片剂的制备

片剂的制备一般采用湿法制粒压片法，一般工艺流程如下。

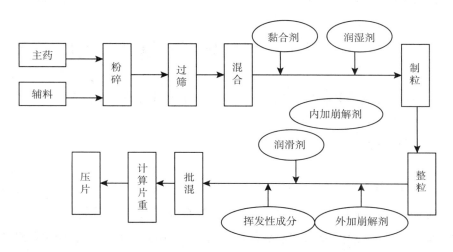

湿法制粒压片经以下几个步骤。①原辅料的准备和处理：湿法制粒压片用的原料药及辅料，在使用前必须经过鉴定、含量测定、干燥、粉碎、过筛等处理。其细度以通过80~100目筛为适宜。做好制粒前准备工作。②制颗粒：主要包括制软材、制湿颗粒、湿颗粒干燥及整粒等步骤。其中制软材最为关键，将原、辅料细粉置混合机中，加适量润湿剂或黏合剂，搅拌混匀即成软材。小量生产可用手工拌和，大量生产则用混合机。软材的干湿程度应适宜，生产中多凭经验掌握，以用手紧握能成团而不黏手，用手指轻压能裂开为度。润湿剂或黏合剂的用量应根据物料的性质而定，如粉末细、质地疏松、干燥及黏性较差的粉末，应酌量多加，反之用量应酌减。黏合剂的用量及混合条件等对所制得颗粒的密度和硬度有一定影响，一般黏合剂用量多、混合时的强度大、时间长且所制得颗粒的硬度大。批混主要是加润滑剂与崩解剂，润滑剂常在整粒后用细筛筛入干颗粒中混匀。崩解剂应先干燥过筛，再加入干颗粒中（外加法）充分混匀，也可将崩解剂及润滑剂与干颗粒一起加入混合器中进行总混合。然后抽样检查，测定主药含量，计算片重。片重计算可按主药含量计算片重，也可按干颗粒总重计算片重。

按主药含量计算片重：

$$片重 = \frac{每片含主药量（标示量）}{颗粒中主药的百分含量（实测值）} \times 主药含量允许误差范围\%$$

$$+ 压片前每片加入的平均辅料量 \qquad （21-1）$$

按干颗粒总重计算片重

$$片重 = \frac{干颗粒 + 片片前加入的辅料量}{预定的应压片数} \qquad （21-2）$$

压片目前常用多冲旋转压片机，压片机的压片过程多以旋转一周完成填料、调节片重、预压、主压、出片完成。

压片完毕，取样进行片重差异、硬度、脆碎度、崩解时限等项目的检查，合格后包装。

常见检查项目包括重量差异检测、脆碎度、崩解时限等，详见实训十一。

三、实训内容

（一）实训材料

1. **主药** 对乙酰氨基酚250 g（以上药量为制备1000片的用量）。

2. **辅料** 在预胶化淀粉、微晶纤维素、淀粉、糊精、吐温80、羧甲基纤维素钠、羟丙甲纤维素、羧甲基淀粉钠、硬脂酸镁、滑石粉中选择适宜辅料作片剂的填充剂、黏合剂、崩解剂和润滑剂等。

3. **仪器** 电子天平、崩解时限检测仪、硬度检测仪、脆碎度检测仪、旋转压片机等。

（二）实训要求

1. **学生分小组讨论，查阅资料，自行设计方案，并进行答辩**

2. **制备过程指导**

（1）粉碎需过100目筛。

（2）注意对乙酰氨基酚不稳定，与部分辅料存在配伍禁忌。

（3）软材标准。

（4）采用多冲旋转压片机进行操作，指导设备正确使用，压片数量不少于100片。

3. **制剂质量检测** 对自制片剂进行重量差异、崩解时限的检测。

4. 自行设计小包装与中包装

（1）采用铝塑包装机进行片剂的小包装操作（铝塑包装机操作详见实训十九）。

（2）中包装采用白纸板进行设计，同时需要设计药品说明书与标签。

【思考题】

1. 请说明实验设计过程中的难点与创新点。

2. 请说明此实验中用了哪些类型的辅料。

3. 除了对自制片剂进行装量差异与崩解时限检测外，是否还需要做其他方面的制剂质量检测？

实训技能考核评价标准

测试项目	技能要求	分值
实训准备	着装整洁，卫生习惯好 实验内容、相关知识，正确选择所需的材料及设备	5
实训记录	正确、及时、真实记录实验的现象，不得存在虚假	5
实训操作	正确称量药物，实验前做好所用实验器具的清洗，事先准备废液杯 按照实验步骤正确进行实验操作及仪器使用，按时完成	5
	处方设计 （1）辅料选用是否合理 （2）用量的确定是否合理 （3）制备过程设计是否符合要求 （4）人员分工是否合理 （5）是否符合价格低廉、实用的特点	60
	操作过程 （1）软材制备过程是否正确 （2）制粒过程是否正确 （3）是否能正确使用多冲旋转压片机	
	制剂质量检查 （1）是否能正确使用检测设备 （2）装量差异与崩解时限操作是否符合要求 （3）检测结果是否符合要求	
	包装设计 （1）药品说明书是否包含所有要求内容 （2）药品标签是否包含所有要求内容 （3）是否能正确使用铝塑包装机 （4）小包装与中包装是否符合要求 （5）包装是否美观	
成品质量	本品为硝苯地平（NF）缓释微丸，外观光滑，圆整，大小分布应均匀，无相互粘连现象	10

续表

测试项目	技能要求	分值
清场	按要求清洁仪器设备、实验台，摆放好所用药品	5
实训报告	实验报告工整，项目齐全，结论准确，并能针对结果进行分析讨论，一定要讨论清楚原因	10
合计		100

（刘　阳）

实训二十二　速效感冒胶囊的工艺研究

一、实训目的

掌握　合理选择辅料进行处方设计与包装设计的方法；药品包装及药物制剂制备与检测的方法。

二、实训原理

胶囊剂系指将药物或加有辅料充填于空心胶囊或密封于软质囊材中制成的固体制剂，按硬度可分为硬胶囊与软胶囊，按溶解与释放特性可分为肠溶胶囊、缓释胶囊与控释胶囊。

（一）胶囊剂的常用辅料及处方设计注意事项

以硬胶囊为例，硬胶囊主要有囊壳与内容物组成。

1. 硬胶囊填充物的要求

（1）流动性好　易于混合均匀，高度活性的药物尤为重要。

（2）稳定　在放置过程中，内容物不应发生降解和物理性质变化。

（3）高效能　溶出好或在特定部位释放，溶解度大。

（4）安全性高　无毒性成分或不产生毒性成分。

（5）经济　价格低廉。

2. 胶囊剂常用辅料

（1）稀释剂　甘露醇、微晶纤维素、乳糖、预胶化淀粉、玉米淀粉等。

（2）润滑剂　硬脂酸镁、硬脂酸、单硬脂酸甘油酯、微粉硅胶、滑石粉等。

（3）崩解剂　交联纤维素、玉米淀粉、交联聚维酮、预胶化淀粉、海藻酸等。

（4）黏合剂　10%~15%淀粉浆、羧甲基纤维素钠、甲基纤维素等。

（5）润湿剂　主要是增加药物与溶出介质的润湿性，保证制剂的效能。如吐温80、十二烷基硫酸钠等。

3. 胶囊内容物处方设计的重要因素

（1）与胶囊壳的相容性　应确认药物与胶囊壳无相互作用。

（2）水分　通常胶囊壳中含13%~16%水分，内容物如果由引湿现象，可导致胶囊壳脆化，反之软化。对于存在一定引湿性的药物，可加入甘露醇作为稀释剂。

（3）剂量　低剂量药物（小于25 mg），应考虑含量均匀度；对于剂量超过100 mg的药物，辅料使用较少，应确定药物的物理性质是否符合填充胶囊；剂量大于600 mg的药物，一般难以填充胶囊，但如果制成颗粒，可提高密度，达到填充要求。

（4）溶解度　药物的溶解度对于胶囊内容物的设计尤其重要。水溶性药物易于崩解和溶出。而水不溶性药物应加入崩解剂和润湿剂才能符合溶出要求。

（5）黏附性　如果药物颗粒易于互相黏附，可导致流动性降低，使装量差异增大。此时，可加入润滑剂。

（6）粒径　药物的粒径对于流动性和溶出度均有影响。粒径太低将导致流动性降低，一般胶囊内容物的粒径应大于10 μm，而粒径大可以导致溶出降低。因此，理想的粒径一般为10~150 μm。辅料的粒径与主药相近。

（7）润湿性　药物的润湿性对溶出具有重要影响。对于疏水性药物，加入乳糖可以改善其润湿性，加入崩解剂也可达到要求。润滑剂可降低内容物的润湿性，同样用量下，增加润滑剂与物料的混合时间可以导致润湿性下降。

（二）胶囊剂的制备

硬胶囊剂的一般制备工艺流程为

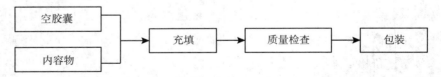

空胶囊共有八种规格，即000、00、0、1、2、3、4、5号，其中000号最大，5号最小，常用的为0、1、2、3号4种。由于药物填充多用容积控制，而各种药物的相对密度、晶型、粒度以及剂量不同，所占的容积也不同，故必须选用适宜大小的空胶囊。一般凭经验或试装后选用适当号数的空胶囊。

硬胶囊填充的内容物可根据药物性质和临床需要制备成不同形式，主要有以三种。

（1）粉末　若单纯药物能满足填充要求，一般将药物粉碎至适宜细度即可。

（2）颗粒　将一定量的药物加适宜的辅料如稀释剂、润滑剂等制成颗粒。颗粒的流动性好，分剂量容易。

（3）微丸　有时为了延缓或控制药物的释放速度，可将药物制成微丸后再填充。取一种或多种速释小丸或缓释、控释小丸，单独填充或混合填充，必要时加入适量空白小丸作填充剂。

胶囊剂的生产现已普遍采用全自动胶囊填充机充填药物（图22-1）。将药物与赋形剂混匀，放入饲料器中用填充机械进行填充。可按内容物的状态和流动性能选择充填方式和机型，以确保生产操作和分装重量差异符合药典要求。目前填充机的式样虽很多，但填充过程一般都包括以下步骤。①空心胶囊的定向排列；②囊帽和囊体的分离；③充填药料；④囊帽和囊体套合；⑤成品排出。填充好的胶囊可使用胶囊抛光机，清除黏附在胶囊外壁上的细粉，使胶囊光洁。

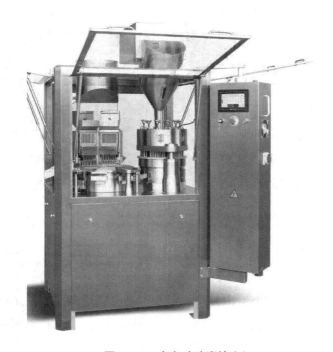

图22-1　全自动胶囊填充机

充填完毕，取样进行含量测定、崩解时限、装量差异等项目的检查，合格后包装。常见检查项目操作如下。

1. **装量差异**　除另有规定外，取供试品20粒，分别精密称定重量后，倾出内容物（不得损失囊壳），硬胶囊用小刷或其他适宜的用具拭净，软胶囊用乙醚等易挥发性溶剂洗净，置通风处使溶剂自然挥尽；再分别精密称定囊壳重量，求出每粒内容物的装量与平均装量。每粒的装量与平均装量相比较，按表22-1规定，超出装量差异限度的不得多于2粒，并不得有1粒超出限度1倍。

表22-1　胶囊剂装量差异限度

平均装量	装量差异限度
0.3 g 以下	±10%
0.3 g 及 0.3 g 以上	±7.5%

凡规定检查含量均匀度的胶囊剂可不进行装量差异检查。

中药胶囊剂，除另有规定外，取供试品10粒进行检查，每粒装量与标示装量相比较（无标示装量的胶囊剂与平均装量比较）装量差异限度应在标示装量（或平均装量）的±10%以内，超出装量差异限度的不得多于2粒，并不得有1粒超出限度的1倍。

2. 崩解时限　按《中国药典》现行版规定的方法检查，取胶囊6粒，分别置崩解仪吊篮的玻璃管中（如胶囊漂浮于液面，可加挡板），启动崩解仪进行检查，硬胶囊应在30分钟内全部崩解，软胶囊应在1小时内全部崩解。软胶囊可改在人工胃液中进行检查。如有1粒不能完全崩解，应另取6粒复试，均应符合规定。

肠溶胶囊检验，除另有规定外，取供试品6粒，用上述装置与方法，先在盐酸溶液（9→1000）中检查2小时，每粒的囊壳均不得有裂缝或崩解现象；继将吊篮取出，用少量水洗涤后，每管加入挡板，再按上述方法，改在人工肠液中进行检查，1小时内应全部崩解。如有1粒不能完全崩解，应另取6粒复试，均应符合规定。

凡规定检查溶出度或释放度的胶囊剂，可不进行崩解时限检查。

三、实训内容

（一）仪器与材料

1. 仪器　电子天平、崩解时限检测仪、全自动胶囊填充剂、抛光机等。

2. 主药　对乙酰氨基酚300 g，维生素C 100 g，胆汁粉100 g，咖啡因3 g，氯苯那敏3 g（以上药量为制备1000粒硬胶囊的用量）。

3. 辅料　自行选择。

（二）实训要求

1. 学生分小组讨论，查阅资料，自行设计方案，并进行答辩

2. 制备过程指导

（1）粉碎需过80目筛。

（2）注意三色的分配　维生素C和胆汁为黄色，咖啡因为白色，氯苯那敏为红色。

（3）对乙酰氨基酚要分别制备颗粒。

（4）采用全自动胶囊填充剂进行操作，指导设备正确使用，填充数量不少于100粒。

3. 制剂质量检测　参见现行版《中国药典》，对自制胶囊进行重量差异、崩解时限的检测。

4. 自行设计小包装与中包装

（1）采用铝塑包装机进行胶囊的小包装操作（铝塑包装机操作详见实训十九）。

（2）中包装采用白纸板进行设计，同时需要设计药品说明书与标签。

【思考题】

1. 请说明实验设计过程中的难点与创新点。

2. 请说明此实验中用了哪些类型的附加剂。

3. 除了对自制胶囊进行装量差异与崩解时限检测外，是否还需要做其他方面的制剂质量检测？

实训技能考核评价标准

测试项目	技能要求	分值
实训准备	着装整洁，卫生习惯好 实验内容、相关知识，正确选择所需的材料及设备	5
实训记录	正确、及时、真实记录实验的现象，不得存在虚假	5
实训操作	正确称量药物，实验前做好所用实验器具的清洗，事先准备废液杯 按照实验步骤正确进行实验操作及仪器使用，按时完成	5
	处方设计 （1）辅料选用是否合理 （2）用量的确定是否合理 （3）制备过程设计及囊壳型号是否符合要求 （4）人员分工是否合理 （5）是否符合价格低廉、实用的特点	60
	操作过程 （1）颗粒制备过程是否正确 （2）三种颗粒是否混合均匀 （3）是否能正确使用全自动胶囊填充机	
	制剂质量检查 （1）是否能正确使用检测设备 （2）装量差异与崩解时限操作是否符合要求 （3）检测结果是否符合要求	

续表

测试项目	技能要求	分值
实训操作	包装设计 （1）药品说明书是否包含所有要求内容 （2）药品标签是否包含所有要求内容 （3）是否能正确使用铝塑包装机 （4）小包装与中包装是否符合要求 （5）包装是否美观	60
成品质量	制备的硬胶囊外观应整洁，不得有黏结、变形或破裂等现象，并应无异臭。内容物应干燥、松紧适度、混合均匀	10
清场	按要求清洁仪器设备、实验台，摆放好所用药品	5
实训报告	实验报告工整，项目齐全，结论准确，并能针对结果进行分析讨论，一定要讨论清楚原因	10
合计		100

（邱妍川）

附 录

附录一　原料药、药用辅料及药包材与药品制剂
共同审评审批管理办法（征求意见稿）

第一章　总　　则

第一条　为建立以药品上市许可持有人为责任主体的药品质量管理体系，提高药品注册质量和效率，保证药品的安全性、有效性和质量可控性，根据中共中央办公厅、国务院办公厅印发的《关于深化审评审批制度改革鼓励药品医疗器械创新的意见》（厅字〔2017〕42号），制定本办法。

第二条　国家建立以药品制剂（以下简称制剂）质量为核心，原料药、药用辅料及药包材（以下简称原辅包）为质量基础，原辅包与制剂共同审评审批的管理制度，对原辅包不单独进行审评审批。

第三条　国家食品药品监督管理总局（以下简称总局）实施原辅包技术主卷档案管理制度，建立"原辅包登记平台"，对原辅包分别建立"原料药数据库""药用辅料数据库""药包材数据库"，并公示原辅包的相关信息。原辅包企业可单独提交原辅包登记资料。

第二章　责任与义务

第四条　药品上市许可持有人承担制剂质量的主体责任，建立以制剂为核心，原辅包为基础的质量管理体系。

第五条　药品上市许可持有人应当围绕制剂的质量要求选择合适的原辅包，对所选用的原辅包质量负责，与原辅包企业建立授权使用和监督的质量保障制度。

第六条　药品上市许可持有人建立的质量管理体系应当能涵盖制剂全生命周期的质量管理，对制剂所用的原辅包质量应能追溯，并明晰原辅包来源、批次、生产、质控和变更情况。

第七条　原辅包企业对所生产的产品质量负责，应当与药品上市许可持有人建立

供应链质量管理制度，根据协议持续稳定地供应符合制剂质量的原辅包产品，提交必要信息供药品上市许可持有人评估和控制由原辅包引入制剂的质量风险，并接受药品上市许可持有人开展的供应商审计。

第八条　原辅包企业在完成登记资料登记之日起，每十二个月应当向总局提供一份年度报告；年度报告应当列明本年度的所有变更及摘要，并说明该年度所有新发生的授权药品上市许可持有人使用的情况。

第九条　原辅包企业应当将产品变更信息提前告知药品上市许可持有人，并及时登记变更后的原辅包登记资料。药品上市许可持有人应当及时了解原辅包的变更情况，及时评估原辅包变更对制剂质量的影响。

第三章　原辅包登记

第十条　原辅包企业可登录总局"原辅包登记平台"，提交电子登记资料后获得登记号。原辅包企业将光盘版资料邮寄至国家食品药品监督管理总局药品审评中心（以下简称药审中心），接收后获得登记号。

第十一条　药审中心在收到资料后5个工作日内，对登记资料进行完整性审查。资料不齐全的，一次性告知所需补正的登记资料。资料符合要求的，总局在"原料药数据库""药用辅料数据库""药包材数据库"公示登记号等相关信息。

第十二条　原料药的登记资料应当符合总局《关于发布化学药品新注册分类申报资料要求（试行）的通告》（2016年第80号）。

第十三条　药用辅料和药包材的登记资料应当分别符合总局《关于发布药包材药用辅料申报资料要求（试行）的通告》（2016年第155号）中《药包材申报资料要求（试行）》和《药用辅料申报资料要求（试行）》。

第十四条　原辅包企业应当遵守国家法律法规的要求，保证登记资料的真实性、完整性、规范性、科学性。

第十五条　对于药品上市许可持有人仅供自用，或专供特定药品上市许可持有人使用的原辅包，可以在制剂申报时一并提交原辅包登记资料。

第十六条　同一原料药生产企业供不同给药途径制剂使用且质量存在差别的同一原料药，应当按不同登记号登记；给药途径相同、生产工艺相近，仅晶型、粒径等质控要求不同的原料药，应当在同一登记号下对不同工艺、晶型、粒径进行分类并编号。

第十七条　同一药用辅料药包材生产企业供不同给药途径制剂使用且质量存在差

别的同一药用辅料药包材，应当按不同登记号登记；不同型号、类别的药用辅料药包材，应当按不同登记号登记。对于相同辅料，密度、晶型、粒径、黏度等质控要求不同的，以及包衣辅料等口服固体制剂使用的预混辅料，应当按相同登记号登记，在同一登记号下按品种规格分类并编号。

第十八条　本办法施行前已获准在上市制剂中使用的原辅包仍可继续在原制剂中使用。原辅包企业应当按照本办法建立完善的原辅料供应链质量管理制度，申报管理方法另行规定。

第四章　原辅包与制剂共同审评审批

第十九条　药审中心对制剂及其使用的原辅包进行共同审评，原辅包登记资料不符合相关技术要求的，药审中心告知原辅包企业补充资料。制剂及其使用的原辅包均提交补充资料后，重新启动审评程序。

第二十条　药审中心以制剂为核心，按照总局《关于发布药包材药用辅料申报资料要求（试行）的通告》（2016年第155号），将药用辅料和药包材与制剂一并审评。

第二十一条　制剂在药审中心通过专业审评后，总局根据需要组织核查单位对该制剂使用的原辅包启动现场检查和注册检验工作，现场检查和注册检验应当符合相关规定。境外制剂企业单独提出进口制剂申请的，总局可视情况对原辅包一并启动现场检查工作。

第二十二条　制剂完成专业审评、现场检查以及注册检验（如有需要）且均符合要求的，该制剂通过技术审评送总局审批，符合要求的批准上市并允许原辅包在该制剂中使用。制剂的注册证明文件注明原辅包企业及登记号信息。总局发给原辅包质量标准、生产工艺等技术文件，对同一原辅包存在不同登记号的，按不同登记号以及质量标准进行区分管理。

第二十三条　制剂未通过技术审评的，停止对该制剂使用的原辅包的审评。如使用该原辅包的其他制剂提出申请时，再次启动该原辅包的技术审评。再次审评时，如果原辅包未发生改变，已经完成现场检查和注册检验的原则上无须再次检查和检验。

第五章　变更和终止

第二十四条　原辅包在完成登记后获准在上市产品中使用前，如有变更应当及时登记，并在年度报告中汇总变更信息。

第二十五条　制剂审评审批期间，如原辅包发生变更，药品上市许可持有人应当评估原辅包变更对制剂变更的影响并开展相关研究。如因原辅包变更导致制剂发生重大变更，需撤回重新申报。

第二十六条　在临床试验过程中因原辅包变更导致制剂发生变更的，药品上市许可持有人应当进行变更研究以及风险评估，在完善研究并满足伦理合理性的要求后方可继续进行临床试验。对于重大变更需提出补充申请，总局批准后方可实施。制剂完成临床试验申报生产时，药品上市许可持有人应当列明原辅包的变更摘要，总局对制剂及其使用的原辅包进行共同审评审批。

第二十七条　获准在上市制剂中使用的原料药，上市后变更按总局相关规定和技术指导原则执行。获准在上市制剂中使用的药用辅料和药包材，除另有规定外，变更由药用辅料和药包材生产企业主动开展相应评估和研究后执行。已上市制剂变更按相关规定执行。

第二十八条　药审中心在对制剂进行审评过程中，对于已经获准在上市制剂中使用的原辅包，根据现行技术要求进行技术审评。药审中心可以根据制剂的质量需要，要求原辅包企业修改技术标准。

第二十九条　已上市制剂变更原辅包供应商的，药品上市许可持有人应当对制剂提出补充申请，药审中心对制剂与原辅包进行共同审评审批。原辅包未取得批准证明文件或未通过与其他制剂关联审评的，原辅包企业应当按本办法进行申报。

第三十条　原辅包企业不再生产的，应当主动申请终止登记。原辅包企业在终止登记时应当提前告知药品上市许可持有人。

第三十一条　原辅包企业未在时限内完成原辅包年度报告的，总局责令其提交报告，一个月内如仍未执行，取消该原辅包在上市制剂中使用并终止登记；原辅包企业违反法律法规，被取消生产资格的，总局取消其相关的原辅包在上市制剂中使用，并终止登记。

第六章　监督管理

第三十二条　总局以药用辅料药包材的登记信息、核准的原料药生产工艺和质量标准信息以及原辅包年度报告信息作为日常监管的依据，建立原辅包企业信用档案，并公开对原辅包企业的检查、抽验情况。

第三十三条　省级食品药品监督管理部门负责对本行政区域内的原辅包企业实施监督检查，包括对原辅包企业开展日常检查，或根据在药品上市许可持有人监督检查中发现的问题，对原辅包企业一并进行现场检查。对不接受检查的，应当予以公告，药品上市许可持有人不得使用其生产的原辅包。

第三十四条　药品上市许可持有人发现制剂存在与原辅包相关的质量问题的，应当及时告知原辅包企业。原辅包企业发现产品存在质量问题的，应当及时告知药品上市许可持有人。药品上市许可持有人和原辅包企业对发生的问题应当按质量管理体系要求进行原因分析并采取相应的处理措施，必要时应当召回上市制剂并报告省级食品药品监督管理部门。原辅包企业发现药品上市许可持有人存在弄虚作假等行为的，应当报告省级食品药品监督管理部门。

第三十五条　制剂出现质量问题的，食品药品监督管理部门依法追究药品上市许可持有人责任，原辅包企业也存在违法行为的，依法处理。

第三十六条　凡因违法违规使用原辅包引发的药品质量问题，药品上市许可持有人应当承担全部责任。

第三十七条　原辅包登记资料存在真实性问题的，食品药品监管部门终止对该制剂及其使用的原辅包的审评审批，并终止该原辅包在上市制剂中的使用，存在违法行为的，依法处理。

第三十八条　原辅包企业发生变更应当告知药品上市许可持有人，及时在药审中心网站提交变更资料。在本年度年度报告提交日期截止前仍未告知或未提交的，视为自动终止原辅包登记。

第七章　附　　则

第三十九条　本办法所指的药品上市许可持有人仅限于制剂上市许可持有人。

第四十条　制剂注册分类2.2、2.3、2.4、3、4、5中使用的化学原料药适用本办法，制剂注册分类1、2.1中使用的化学原料药适用《药品注册管理办法》。

适用本办法的药包材主要指直接接触药品的包装材料和容器，以及总局规定适合本办法的其他药品包装材料和容器。

第四十一条　制剂提交申报资料时，制剂持有人需向药审中心一并提供原辅包企业授权书（附件1），对于在现场提交电子版和纸版资料，或将电子版和纸版资料邮寄至药审中心的，应当一并提供授权使用书。

第四十二条 本办法中第十二条、第十三条和第二十条涉及的文件如有更新，按更新后的文件执行。

第四十三条 本办法自正式发布之日起施行。

附件1

授权书样本

国家食品药品监督管理总局药品审评中心：

本原料药、药用辅料和药包材企业（或被授权人）_____，同意提供产品给药品上市许可持有人（申请人）_____用于_____制剂的研究、开发以及上市生产。

该产品登记名称为_____，给药途径为_____，产品登记号为_____。

原料药、药用辅料和药包材企业（或被授权人）

签字盖章_____

日期：

注：1. 本样稿仅供参考，如产品较多，可以采用列表的方式提供。

2. 如为供应商需有原料药、药用辅料和药包材企业授权，并附授权信。

附件2

原辅包登记资料登记及审评审批流程

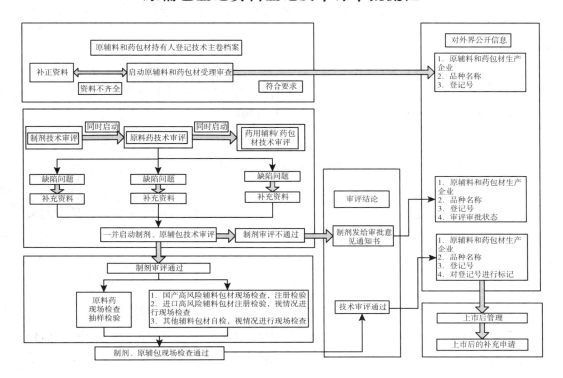

（刘应杰）

附录二 药品说明书和标签管理规定

《药品说明书和标签管理规定》于2006年3月10日经国家食品药品监督管理局局务会审议通过，现予公布，自2006年6月1日起施行。

第一章 总 则

第一条 为规范药品说明书和标签的管理，根据《中华人民共和国药品管理法》和《中华人民共和国药品管理法实施条例》制定本规定。

第二条 在中华人民共和国境内上市销售的药品，其说明书和标签应当符合本规定的要求。

第三条 药品说明书和标签由国家食品药品监督管理局予以核准。

药品的标签应当以说明书为依据，其内容不得超出说明书的范围，不得印有暗示疗效、误导使用和不适当宣传产品的文字和标识。

第四条 药品包装必须按照规定印有或者贴有标签，不得夹带其他任何介绍或者宣传产品、企业的文字、音像及其他资料。

药品生产企业生产供上市销售的最小包装必须附有说明书。

第五条 药品说明书和标签的文字表述应当科学、规范、准确。非处方药说明书还应当使用容易理解的文字表述，以便患者自行判断、选择和使用。

第六条 药品说明书和标签中的文字应当清晰易辨，标识应当清楚醒目，不得有印字脱落或者粘贴不牢等现象，不得以粘贴、剪切、涂改等方式进行修改或者补充。

第七条 药品说明书和标签应当使用国家语言文字工作委员会公布的规范化汉字，增加其他文字对照的，应当以汉字表述为准。

第八条 出于保护公众健康和指导正确合理用药的目的，药品生产企业可以主动提出在药品说明书或者标签上加注警示语，国家食品药品监督管理局也可以要求药品生产企业在说明书或者标签上加注警示语。

第二章　药品说明书

第九条　药品说明书应当包含药品安全性、有效性的重要科学数据、结论和信息，用以指导安全、合理使用药品。药品说明书的具体格式、内容和书写要求由国家食品药品监督管理局制定并发布。

第十条　药品说明书对疾病名称、药学专业名词、药品名称、临床检验名称和结果的表述，应当采用国家统一颁布或规范的专用词汇，度量衡单位应当符合国家标准的规定。

第十一条　药品说明书应当列出全部活性成分或者组方中的全部中药药味。注射剂和非处方药还应当列出所用的全部辅料名称。

药品处方中含有可能引起严重不良反应的成分或者辅料的，应当予以说明。

第十二条　药品生产企业应当主动跟踪药品上市后的安全性、有效性情况，需要对药品说明书进行修改的，应当及时提出申请。

根据药品不良反应监测、药品再评价结果等信息，国家食品药品监督管理局也可以要求药品生产企业修改药品说明书。

第十三条　药品说明书获准修改后，药品生产企业应当将修改的内容立即通知相关药品经营企业、使用单位及其他部门，并按要求及时使用修改后的说明书和标签。

第十四条　药品说明书应当充分包含药品不良反应信息，详细注明药品不良反应。药品生产企业未根据药品上市后的安全性、有效性情况及时修改说明书或者未将药品不良反应在说明书中充分说明的，由此引起的不良后果由该生产企业承担。

第十五条　药品说明书核准日期和修改日期应当在说明书中醒目标示。

第三章　药品的标签

第十六条　药品的标签是指药品包装上印有或者贴有的内容，分为内标签和外标签。药品内标签指直接接触药品的包装的标签，外标签指内标签以外的其他包装的标签。

第十七条　药品的内标签应当包含药品通用名称、适应证或者功能主治、规格、用法用量、生产日期、产品批号、有效期、生产企业等内容。

包装尺寸过小无法全部标明上述内容的，至少应当标注药品通用名称、规格、产品批号、有效期等内容。

第十八条　药品外标签应当注明药品通用名称、成分、性状、适应证或者功能主治、规格、用法用量、不良反应、禁忌、注意事项、贮藏、生产日期、产品批号、有效期、批准文号、生产企业等内容。适应证或者功能主治、用法用量、不良反应、禁忌、注意事项不能全部注明的，应当标出主要内容并注明"详见说明书"字样。

第十九条　用于运输、储藏的包装的标签，至少应当注明药品通用名称、规格、贮藏、生产日期、产品批号、有效期、批准文号、生产企业，也可以根据需要注明包装数量、运输注意事项或者其他标记等必要内容。

第二十条　原料药的标签应当注明药品名称、贮藏、生产日期、产品批号、有效期、执行标准、批准文号、生产企业，同时还需注明包装数量以及运输注意事项等必要内容。

第二十一条　同一药品生产企业生产的同一药品，药品规格和包装规格均相同的，其标签的内容、格式及颜色必须一致；药品规格或者包装规格不同的，其标签应当明显区别或者规格项明显标注。

同一药品生产企业生产的同一药品，分别按处方药与非处方药管理的，两者的包装颜色应当明显区别。

第二十二条　对贮藏有特殊要求的药品，应当在标签的醒目位置注明。

第二十三条　药品标签中的有效期应当按照年、月、日的顺序标注，年份用四位数字表示，月、日用两位数表示。其具体标注格式为"有效期至XXXX年XX月"或者"有效期至XXXX年XX月XX日"；也可以用数字和其他符号表示为"有效期至XXXX.XX."或者"有效期至XXXX/XX/XX"等。

预防用生物制品有效期的标注按照国家食品药品监督管理局批准的注册标准执行，治疗用生物制品有效期的标注自分装日期计算，其他药品有效期的标注自生产日期计算。

有效期若标注到日，应当为起算日期对应年月日的前一天，若标注到月，应当为起算月份对应年月的前一月。

第四章　药品名称和注册商标的使用

第二十四条　药品说明书和标签中标注的药品名称必须符合国家食品药品监督管理局公布的药品通用名称和商品名称的命名原则，并与药品批准证明文件的相应内容一致。

第二十五条　药品通用名称应当显著、突出，其字体、字号和颜色必须一致，并符合以下要求：

（一）对于横版标签，必须在上三分之一范围内显著位置标出；对于竖版标签，必须在右三分之一范围内显著位置标出；

（二）不得选用草书、篆书等不易识别的字体，不得使用斜体、中空、阴影等形式对字体进行修饰；

（三）字体颜色应当使用黑色或者白色，与相应的浅色或者深色背景形成强烈反差；

（四）除因包装尺寸的限制而无法同行书写的，不得分行书写。

第二十六条　药品商品名称不得与通用名称同行书写，其字体和颜色不得比通用名称更突出和显著，其字体以单字面积计不得大于通用名称所用字体的二分之一。

第二十七条　药品说明书和标签中禁止使用未经注册的商标以及其他未经国家食品药品监督管理局批准的药品名称。

药品标签使用注册商标的，应当印刷在药品标签的边角，含文字的，其字体以单字面积计不得大于通用名称所用字体的四分之一。

第五章　其他规定

第二十八条　麻醉药品、精神药品、医疗用毒性药品、放射性药品、外用药品和非处方药品等国家规定有专用标识的，其说明书和标签必须印有规定的标识。

国家对药品说明书和标签有特殊规定的，从其规定。

第二十九条　中药材、中药饮片的标签管理规定由国家食品药品监督管理局另行制定。

第三十条　药品说明书和标签不符合本规定的，按照《中华人民共和国药品管理法》的相关规定进行处罚。

第六章　附　　则

第三十一条　本规定自2006年6月1日起施行。国家药品监督管理局于2000年10月15日发布的《药品包装、标签和说明书管理规定（暂行）》同时废止。

（王　双　巫映禾）